Juan Miguel Alemán Iñiguez
Santiago Reinoso Q.

Primer análisis de situación mundial de miasis gingivo-maxilar

AF154005

Juan Miguel Alemán Iñiguez
Santiago Reinoso Q.

Primer análisis de situación mundial de miasis gingivo-maxilar

Patología oral, infectología y entomología

Editorial Académica Española

Impressum / Aviso legal

Bibliografische Information der Deutschen Nationalbibliothek: Die Deutsche Nationalbibliothek verzeichnet diese Publikation in der Deutschen Nationalbibliografie; detaillierte bibliografische Daten sind im Internet über http://dnb.d-nb.de abrufbar.

Alle in diesem Buch genannten Marken und Produktnamen unterliegen warenzeichen-, marken- oder patentrechtlichem Schutz bzw. sind Warenzeichen oder eingetragene Warenzeichen der jeweiligen Inhaber. Die Wiedergabe von Marken, Produktnamen, Gebrauchsnamen, Handelsnamen, Warenbezeichnungen u.s.w. in diesem Werk berechtigt auch ohne besondere Kennzeichnung nicht zu der Annahme, dass solche Namen im Sinne der Warenzeichen- und Markenschutzgesetzgebung als frei zu betrachten wären und daher von jedermann benutzt werden dürften.

Información bibliográfica de la Deutsche Nationalbibliothek: La Deutsche Nationalbibliothek clasifica esta publicación en la Deutsche Nationalbibliografie; los datos bibliográficos detallados están disponibles en internet en http://dnb.d-nb.de.

Todos los nombres de marcas y nombres de productos mencionados en este libro están sujetos a la protección de marca comercial, marca registrada o patentes y son marcas comerciales o marcas comerciales registradas de sus respectivos propietarios. La reproducción en esta obra de nombres de marcas, nombres de productos, nombres comunes, nombres comerciales, descripciones de productos, etc., incluso sin una indicación particular, de ninguna manera debe interpretarse como que estos nombres pueden ser considerados sin limitaciones en materia de marcas y legislación de protección de marcas y, por lo tanto, ser utilizados por cualquier persona.

Coverbild / Imagen de portada: www.ingimage.com

Verlag / Editorial:
Editorial Académica Española
ist ein Imprint der / es una marca de
OmniScriptum GmbH & Co. KG
Heinrich-Böcking-Str. 6-8, 66121 Saarbrücken, Deutschland / Alemania
Email / Correo Electrónico: info@eae-publishing.com

Herstellung: siehe letzte Seite /
Publicado en: consulte la última página
ISBN: 978-3-659-09782-9

Primer análisis de situación mundial de miasis gingivo-maxilar, reporte de caso clínico y actualización en entomología.

Juan Miguel Alemán-Iñiguez[1], (**E-mail:** juanmig_18@hotmail.com, **telf.:** +593995534351, **Dirección Postal:** Benito Pérez Galdós 1-76 y Diego Barrozo, 010205, Cuenca, Ecuador).

Santiago Reinoso-Quezada[2].

[1] Universidad de Cuenca, Facultad de Ciencias Médicas, Escuela de Medicina, Cuenca, Ecuador. (juanmig_18@hotmail.com).

[2] Cirujano Maxilo-Cráneo-Facial, del Servicio de Cirugía Maxilo-Facial y Cráneo-facial del Hospital Vicente Corral Moscoso, Cuenca, Ecuador.

Instituciones: Universidad de Cuenca y Hospital Vicente Corral Moscoso, Cuenca, Ecuador.

Contenido

Primer análisis de situación mundial de miasis gingivo-maxilar, reporte de caso clínico y actualización en entomología.

Resumen:

Introducción: La miasis maxilar es un raro padecimiento tropical y endémico de varias zonas del mundo, propio de algunos mamíferos, el hombre no es la excepción; como consecuencia de este hecho no existe un reporte de la situación mundial y comportamiento de esta patología oral.

Objetivo: Los objetivos de la presente son: describir el primer tratamiento quirúrgico reportado de miasis en región maxilar en Ecuador, caracterizar la masiva invasión larvaria y reconocer la topografía, anatomía de las lesiones y analizar casos similares reportados en la literatura médica. Un objetivo importante es presentar datos actualizados de los agentes de miasis maxilar y su situación mundial.

Métodos: Los métodos usados fueron: anamnesis, examen físico, análisis clínico, tratamiento quirúrgico y estudio descriptivo de reportes publicados en bases de datos médicas disponibles.

Durante el estudio se extrajeron larvas en estadio III de las lesiones evidenciadas en la debridación, se las fijó en alcohol 70%. Con un bisturí se cortó el último corporal y se colocó con su extremo caudal hacia arriba en un portaobjetos para permitir la observación de las placas estigmáticas. El resto del cuerpo de la larva fue montado en sentido lateral entre porta y cubreobjetos para la observación de los espiráculos anteriores y el esqueleto cefalo-faríngeo; de esta manera se realizó caracterización taxonómica tanto microscópica y macroscópica que nos permitió identificar a la especie de larvas *Cochliomyia hominivorax*.

Resultados: En el análisis de la situación mundial se hallaron un total de 54 casos alrededor del mundo; el país con mayor miasis oral reportada fue La India (28%), la comorbilidad más frecuente fue el déficit neurológico crónico (39%), las miasis orales se ubican mayoritariamente en la región gingival superior (22%); la especie que mayoritariamente afecta al ser humano son las larvas de la especie *Cochliomyia hominivorax* (28%). En la terapéutica se utiliza tratamiento quirúrgico (31%) más que la extracción simple no quirúrgica y los derivados de penicilina aún son los antibióticos más empleados (30%).

En cuanto al estudio de caracterización taxonómica, la larva de estadio III tenía aspecto vermiforme, de color blanco y medía aproximadamente 10 mm. Observada macroscópicamente se identificaron las siguientes características externas: 12 segmentos con las típicas bandas de espinas grandes en su cutícula y en la extremidad anterior la boca protegida por dos ganchos maxilares. Microscópicamente se observaron las siguientes características: espiráculos anteriores con prolongaciones digitiformes, espiráculos posteriores con tres hendiduras y un peritrema incompleto con indicios de botón y tubos traqueales fuertemente pigmentados café oscuro en los segmentos abdominales posteriores, datos muy sugerentes que nos permitió asegurarnos que se trata de la especie *Cochliomyia hominivorax*.

Conclusión: Se trata de una miasis oral con larvas visibles en región gingival superior y orificio lacrimal, la primera descrita en Ecuador, que obedece la tendencia mundial en cuanto a la topografía y el ciclo evolutivo; se empleó combinación de tratamiento quirúrgico y anti-larvario-invermectina para su resolución, además amino-penicilinas para prevenir infecciones secundarias.

Utilizando claves taxonómicas entomológicas se determinó, mediante observación macroscópica y microscópica del corte de los espiráculos respiratorios posteriores, anteriores y del esqueleto cefalofaringeo que el material extraído de la cavidades larvarias formadas a nivel gingival superior y a nivel maxilar de la paciente correspondía a larvas del género *Cochliomyia* y de la especie *C. hominivorax*.

Palabras claves: Miasis; maxilar; Daño encefálico crónico.

First analysis of maxillary miasis world situation, clinical case report and entomology current.

Abstract:

Introduction: The maxillary myiasis is a rare tropical disease, it's endemic in several areas around the world and common of some mammals, the human isn't exception; for this fact there isn't any report of the global situation of this oral pathology.

Objective: The objectives are: to present the first surgical treatment of maxillary myiasis in Ecuador, to characterize the massive larval invasion, to recognize the topography and anatomy of lesions and to review similar cases reported in the medical literature. An important objective is to present current in maxilary miasis and global situation.

Methods: The methodology was consisted of: Clinical History, physical examination, surgical treatment and literature review.

During the study, the larvals stage III were evidenced in the debridement, they're set at the 70% alcohol. With a scalpel we cut the body larval and its caudal end up, it put on a slide to allow observation of the stigmatic plates. The rest of the larval body was mounted laterally between two slides for the observation of the anterior spiracles and skeleton cerebrospinal throat.

The microscopic and macroscopic taxonomic characterization that allowed us to identify the species of *Cochliomyia hominivorax*.

Results: The total were 54 cases worldwide; the country with the highest reported oral myiasis was India (28%), the most frequent comorbidity was chronic neurological deficit (39%), oral myiasis are located mainly in the upper gingiva (22%); the species that mostly affects humans are larvae *Cochliomyia hominivorax* (28%). In therapeutic approach, the surgical treatment (31%) is used more than the simple extraction nonsurgical and penicillin derivatives are still the most commonly used as first election antibiotics (30%).

In the taxonomic study of characterization, the larva stage III had vermiform and white appearance and measured approximately 10 mm. Macroscopically observed the following external features: 12 segments with typical bands large spines in their cuticle and forelimb were protected with mouth jaws by two hooks. Anterior spiracles with fingerlike extensions, posterior spiracles with three slots and incomplete evidence peritreme with tracheal tubes button and heavily dark brown pigmented in the post abdominal segments, this features that allowed us to ensure that they are characteristics were observed *Cochliomyia hominivorax* species.

Conclusion: This is an oral myiasis larvae with visible upper gingiva and tear hole, It's the first described in Ecuador, which follows the global trend in terms of topography and the life cycle; the combination of; surgery, anti-larval-ivermectin and amino-penicillin to prevent secondary infections were used.

Using taxonomic and entomological keys was determined by macroscopic and microscopic observation of the court of rear, front and respiratory spiracles, cephalopharyngeal skeleton that the material removed from the larval cavities formed gingival level and upper level of the patient's jaw belonged to the genus larvae *Cochliomyia* and species *C. hominivorax*.

Keywords: screw worm; cerebral palsy; disease; maxillary.

Primeira análise da situação mundial miíase gengiva-maxilar, relato de caso clínico e entomologia.

Resumo:

Introdução: A miasis oral é uma doença tropical rara endêmica em várias regiões do mundo, característica dos mamíferos, o homem não é exceção; por causa deste fato, não há nenhum relatório da situação global e comportamento dessa doença oral.

Objetivo: Os objetivos deste são; descrever o primeiro tratamento cirúrgico relatado das miíases na região maxilar no Equador, caracterizar a invasão maciça larval e reconhecer a anatomia e topografia das lesões. Também fazer um análise de casos semelhantes relatados na literatura médica. Um objectivo importante é apresentar os dados mais recentes da miasis oral e da sua situação global.

Métodos: Os métodos utilizados foram: anamnese, exame físico, exame clínico, relatórios dos estudos cirúrgicos e descritivos publicados nas bases de dados médicos disponíveis.

Durante o estudo, as larvas no estágio III foram evidenciados na desbridamento, é foram fixados em álcool 70%. Com uma faca, se corto seu corpo e colocou o seu parte caudal em um slide para permitir a observação das placas estigmáticas. O resto do corpo larval foi montado lateralmente entre lâmina e lamínula para a observação dos espiráculos anterior e esqueleto cerebrostraqueal; assim, tanto caracterização taxonômica microscópica e macroscópica foram o que nos permitiu identificar a espécie *Cochliomyia hominivorax*.

Resultados: O total foram 54 casos em todo o mundo; o país com o maior miíase bucal relatado foi a Índia (28%), a comorbidade mais freqüente foi o déficit neurológico crônico (39%), miíase bucal estão localizados principalmente na gengiva superior (22%); as espécies que afecta principalmente os seres humanos são as larvas *Cochliomyia hominivorax* (28%). No tratamento cirúrgico terapêutico (31%) é utilizado mais do que a simples remoção não-cirúrgicos e derivados da penicilina ainda são os antibióticos mais utilizados (30%).

Quanto ao estudo taxonômico de caracterização, a fase de larva III tinha aparência vermiforme branco e medido aproximadamente 10 mm. Macroscopicamente as características externas são: 12 segmentos com bandas típicas grandes espinhos em suas cutículas e boca forelimb mandíbulas protegidas por dois ganchos. Anterior spiracles com extensões digitiformes, posterior spiracles com três slots e evidências incompletas

13

-peritreme com o botão tubos traqueais e fortemente pigmentada marrom escuro em segmentos pós abdominais, tudo estos dados nos permitiu garantir que microscopicamente foram características da espécie *Cochliomyia hominivorax*.

Conclusão: Este é um larvas miíase oral com gengiva superior visível e furo lágrima, descrita pela primeira vez no Equador, que segue a tendência mundial em termos de topografia e do ciclo de vida; foi utilizada combinação de cirurgia e anti-larval-ivermectina para a resolução também amino-penicilina para prevenir infecções secundárias.

Usando chaves taxonômicas entomológicos foi determinada por observação macroscópica e microscópica dos segmentos traseiro e dianteiro, os spiracles respiratórias e esqueleto cefalofaríngeo que o material retirado das cavidades larvais formado no nível gengival e nível superior da mandíbula do paciente pertencia as larvas do gênero *Cochliomyia* e espécie *Cochliomyia hominivorax*.

Palavras-chave: screwworm; maxila; Danos crônica cérebro.

Introducción

La miasis es un parasitismo externo producido por larvas de varios tipos de moscas, es poco frecuente; existiendo en el mundo zonas endémicas; y fuera de ellas brotes esporádicos; las localizaciones más frecuentes son en los orificios corporales y a nivel cutáneo. La miasis bucal es una condición extremadamente rara[1], descrita por primera vez en 1909, en la India; con mayor frecuencia en varones relacionados a condiciones que produzcan el medio adecuado para el desarrollo larvario; el caso que se presenta a continuación es una rara forma de miasis cavitaria en una paciente de 24 años de edad, con daño encefálico crónico, quién permanece la mayor parte del día con su arcada dentaria superior expuesta al medio ambiente; acude a servicio de emergencia del Hospital Vicente Corral Moscoso (HVCM), con un cuadro de invasión masiva de larvas maduras a nivel de mucosas gingivales, labio, encía y paladar superiores.

Presentación del caso clínico

Paciente con antecedente de 4 años de daño encefálico difuso secundario a hipoxia por intoxicación con organofosforado, acude con su madre, quien refiere que previo 72 horas al ingreso, presenta inflamación a nivel de mucosas gingivales, labio y paladar superiores, sin causa aparente, que no remite con el cepillado oral habitual; hace 24 horas previos a su atención, el cuadro se complica con la presencia de larvas pequeñas que llegaron al orificio lacrimal; se acompaña de gingivorragia de gran cantidad, motivo por el cuál acude a los servicios de cirugía del HVCM.

Como conductas de riesgo se mencionan vivienda con cultivos de frutas, además por su deficiencia neurológica de base permanece con su boca expuesta al medio ambiente.

En los signos vitales al ingreso se encontró fiebre con una temperatura axilar de 38°C .

En el examen regional de la cavidad oral se evidenció: protrusión de arcada dentaria superior con infestación masiva de larvas maduras, a nivel de mucosa gingival del vestíbulo bucal anterior y superior, con presencia de cavidades larvarias a nivel del frenillo labial superior y gran flujo sanguinolento, hiperplasia de paladar y piezas dentarias en mal estado (Fig.1); en el cuello, presencia de cicatriz por antecedente de traqueostomía. El resto de examen regional y de sistemas con alteración propia de patología neurológica de base.

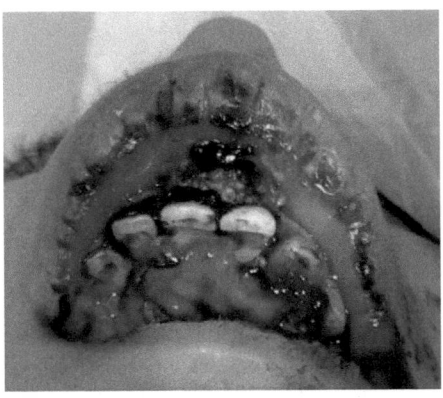

Figura N° 1: Infestación masiva de larvas maduras, a nivel de mucosa gingival del vestíbulo bucal anterior y superior.
Fig. 1: cavidades larvarias en frenillo labial superior y gran flujo sanguinolento. *(Fuente: Examen regional de la cavidad oral. Elaborado por: Autores).*

Resultados del estudio en la literatura médica:

Se analizó varias bases de datos (Pubmed, Medline, CSIC, Scopus, Cochrane, LILACS, CINALH, BUS, BDDOC) de los casos reportados de miasis oral; el total fueron 54 alrededor del mundo; se consideraron los siguientes parámetros: el país de origen, la comorbilidad, la localización de la miasis en la cavidad oral, el número de larvas halladas en cada caso, la especie, la edad, el sexo y la terapéutica quirúrgica o farmacológica con invermectina; los resultados muestran que los países con mayor miasis oral son: La India y Brasil (28 y 26% respectivamente), la comorbilidad más frecuente fue el déficit neurológico crónico (39%), las miasis orales se ubican mayoritariamente en la región gingival superior (22%), las larvas que colonizan la cavidad oral lo hacen con mayor frecuencia en un numero de 1 a 50 (22%); las especies con mayor presencia son las larvas: *Cochliomyia hominivorax y Chrysomya*

-bezziana (28 y 13% respectivamente); las edades más afectadas por miasis

oral son las comprendidas entre: 13 a 22 años (22%), y en cuanto al sexo los

hombres son los más afectados (72%). En la terapéutica se utiliza tratamiento

quirúrgico (31%) más que la extracción simple no quirúrgica y la invermectina

aún no es el fármaco más importante en miasis oral, pues el uso de otras

medidas o antibióticos como los derivados de penicilina la supera (30%)

(Tab.1).

CASOS	PAÍS	LOCALIZACIÓN	COMORBILIDAD	ESPECIE	INTERVENCIÓN QUIRÚRGICA	USO DE INVERMECTINA	EDAD Y SEXO
1	Brasil	Región Maxilar	Alcoholismo	Sin reporte	Debridación quirúrgica.	Vía Oral	32 años, M*
2	Brasil	Región Maxilar	Déficit neurológico crónico	Cochliomyia hominivorax	Remoción no quirúrgica.	NO	34 M.
3	Brasil	Sin reporte	Mala higiene oral	Cochliomyia hominivorax	Sin reporte	Sin reporte	9 M.
4	Brasil	Región Maxilar	Déficit neurológico crónico	Cochliomyia hominivorax	Remoción no quirúrgica.	Vía Oral	20 años, Femenina F*.
5	Brasil	General Macizo facial	Alcoholismo	Sin reporte	Remoción no quirúrgica.	Vía Oral	40 M.
6	Brasil	Región gingival superior	Alcoholismo	Sarcophidigae.	Sin reporte	Sin reporte	24 M.
7	Brasil	Región gingival superior	Alcoholismo	Cochliomyia hominivorax	Sin reporte	Sin reporte	66 F.
8	Brasil	General Macizo facial	Enfermedad periodontal grave	Sin reporte	Sin reporte	Sin reporte	65 M.
9	Brasil	General Macizo facial	Carcinoma oral epidermoide	Sin reporte	Sin reporte	Sin reporte	57 M.
10	Brasil	Sin reporte	Sin reporte	Cochliomyia hominivorax	Sin reporte	Sin reporte	Niño M.
11	Brasil	Solo en Paladar duro	Mala higiene oral	Cochliomyia hominivorax	Remoción no quirúrgica.	Sin reporte	5 F.
12	Brasil	Sin reporte	Trauma facial	Sin reporte	Debridación quirúrgica.	Vía venosa	72M
13	Brasil	Sin reporte	Déficit neurológico crónico	Cochliomyia hominivorax	Sin reporte	Sin reporte	95 M
14	Brasil	Región Maxilar	Carcinoma oral epidermoide	Cochliomyia hominivorax	Debridación quirúrgica.	NO	28 M
15	Uruguay	Región Maxilar	Déficit neurológico crónico	Cochliomyia hominivorax	Debridación quirúrgica.	NO	11 M.
16	Uruguay	Región gingival superior	Alcoholismo	Cochliomyia hominivorax	Remoción no quirúrgica.	Vía Oral	41 M.

#	País	Región	Comorbilidad	Especie	Tratamiento		Edad/Sexo
17	Argentina.	Región gingival superior	Déficit neurológico crónico	*Sin reporte*	Debridación quirúrgica.	NO	9 F.
18	Argentina	Región Maxilar	Déficit neurológico crónico	*Sin reporte*	Debridación quirúrgica.	NO	37 F
19	Perú.	Solo en Paladar duro	Déficit neurológico crónico	*Cochliomyia hominivorax*	Remoción no quirúrgica.	NO	62 M.
20	Colombia	Región mandibular	Déficit neurológico crónico	*Sin reporte*	Debridación quirúrgica.	Vía Oral	70 M.
21	Cuenca, Ecuador.	Región Maxilar	Déficit neurológico crónico	*Cochliomyia hominivorax*	Debridación quirúrgica.	Vía Oral	24 F.
22	Costa Rica.	Región mandibular	Déficit neurológico crónico	*Cochliomyia hominivorax*	Remoción no quirúrgica.	NO	75 F.
23	Trinidad y Tobago	General Macizo facial	Enfermedad psiquiátrica.	*Sin reporte*	Sin reporte	Sin reporte	65 M.
24	EE UU	Región gingival superior	Viajes a lugares endémicos	*Cochliomyia hominivorax*	Sin reporte	Sin reporte	18 M.
25	Gran Bretaña	Región gingival superior	Viajes a lugares endémicos	*Cochliomyia hominivorax*	Sin reporte	Sin reporte	50 M.
26	Noruega	Solo en Paladar duro	Sin comorbilidad	*Oestridae: Hipoderma Tarandi.*	Sin reporte	NO	12 F.
27	España.	General Macizo facial	Sin comorbilidad	*Lucilia sericenta.*	Remoción no quirúrgica.	NO	32 M.
28	Israel.	Región mandibular	Sin comorbilidad	*Wohlfahrtia magnifica*	Sin reporte	Sin reporte	19 M.
29	Israel.	Región mandibular	Mala higiene oral	*Wohlfahrtia magnifica*	Sin reporte	Sin reporte	69 M
30	Turquía	Región gingival superior	Sin comorbilidad	*Enterobius vermicularis.*	Sin reporte	Sin reporte	36 F.
31	Turquía	Región gingival superior	Enfermedad periodontal grave	*Calliphoridae*	Sin reporte	Sin reporte	26 F.
32	Turquía	Región gingival superior	Sin reporte	*Oestridae: Hipoderma Tarandi.*	Sin reporte	Sin reporte	Niño
33	Turquía	Sin reporte	Sin reporte	*Sarcophidigae.*	Sin reporte	Vía Oral	15 M.
34	India	Región Maxilar	Déficit neurológico crónico	*Musca nebulo.*	Debridación quirúrgica.	NO	13 M.
35	India.	Región Maxilar	Déficit neurológico crónico	*Chrysomya bezziana*	Debridación quirúrgica.	NO	14 M.
36	India.	Región Maxilar	Déficit neurológico crónico	*Musca nebulo.*	Debridación quirúrgica.	Vía Oral	16 M.
37	India.	Región gingival superior	Sin reporte	*Musca nebulo.*	Sin reporte	Vía Oral	42 F.
38	India.	Solo en Paladar duro	Déficit neurológico crónico	*Musca domestycus.*	Debridación quirúrgica.	Vía Oral	18 M.
39	India.	Solo en Paladar duro	Déficit neurológico crónico	*Musca domestycus.*	Remoción no quirúrgica.	NO	22 M.
40	India.	Sin reporte	Enfermedad periodontal grave	*Sin reporte*	Debridación quirúrgica.	Sin reporte	81 F.

41	India.	Región Maxilar	Déficit neurológico crónico	Chrysomya bezziana	Debridación quirúrgica.	Vía Oral	32 M.
42	India.	General Macizo facial	Trauma facial	Chrysomya bezziana	Debridación quirúrgica.	NO	14 M.
43	India	General Macizo facial	Déficit neurológico crónico	Chrysomya bezziana	Remoción no quirúrgica	Vía venosa	12 M
44	India.	Región mandibular	Déficit neurológico crónico	Musca domestycus.	Sin reporte	Sin reporte	12 M.
45	India.	General de cavidad oral	Trauma facial	Musca domestycus.	Sin reporte	Sin reporte	45 M.
46	India	Sin reporte	Déficit neurológico crónico	*Sin reporte*	Remoción no quirúrgica	NO	18 M.
47	India	General Macizo facial	Sin reporte	*Dipteria.*	Sin reporte	Sin reporte	69 F.
48	India	Sin reporte	Sin reporte	*Sin reporte*	Remoción no quirúrgica.	NO	25 M
49	Irán.	Región gingival superior	Viajes a lugares endémicos	*Oestrus ovis.*	Debridación quirúrgica.	NO	3 M.
50	Irán	Sin reporte	Déficit neurológico crónico	Chrysomya bezziana	Sin reporte	Sin reporte	18 M.
51	Irán	Sin reporte	Sin reporte	Chrysomya bezziana	Sin reporte	Sin reporte	5 M.
52	Irán	Sin reporte	Diabetes Mellitus Tipo II.	*Sin reporte*	Sin reporte	Sin reporte	87 M.
53	Hong Kong	Región gingival superior	Déficit neurológico crónico	Chrysomya bezziana	Debridación quirúrgica.	Sin reporte	89 F
54	Gambia	Sin reporte	Sin reporte	*Sin reporte*	Sin reporte	Sin reporte	No reportó.

*Sexo: Masculino (M), Femenino (F)

Tabla 1: Características de los casos reportados en el mundo, donde el caso que presentamos constituye el tercero en la Comunidad Andina. *(Fuente: Bases de datos:* Pubmed, Medline, Scopus, Cochrane, LILACS, CINALH, BUS, *BDDOC:: Elaborado por: Autores).*

Discusión y revisión en la Literatura Médica:

Se conoce como miasis al parasitismo externo producido por infestación larvaria de dípteros que se alimentan de tejidos vivos o muertos del hospedador, sustancias corporales líquidas o alimentos ingeridos[1, 2, 3,]. Las especies más comunes de dípteros que tienen importancia médica son: *Sarcophaga, Calliphora, Lucilia, Gasterophilus, Dermatobia hominis, Cochliomya hominivorax, Anchimerongia, Chrisonja, Megaselia, Oestrus bovis*. De éstas las más frecuentes y consideradas endémicas en Sudamérica son: *Dermatobia hominis y la Cochliomya hominivorax*[4] (Fig. 2).

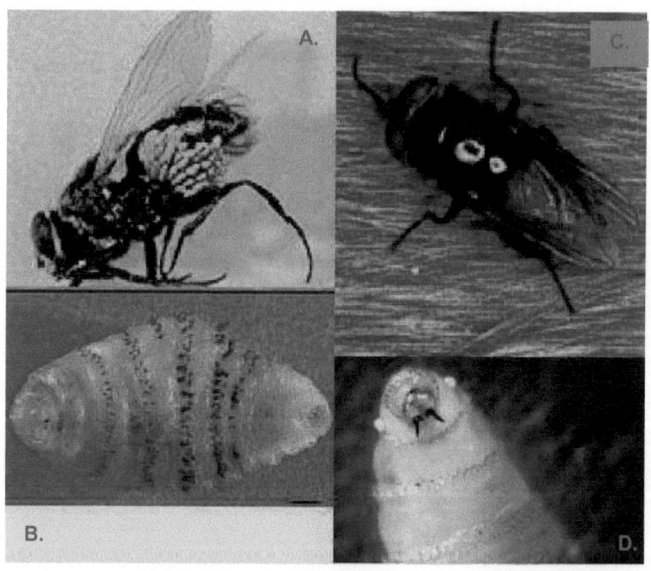

Figura N° 2: Aspecto macroscópico de la moscas y larvas de la especie *Dermatobia hominis* y la *Cochliomya hominivorax.*
Fig. 2: Fig. 2-A: mosca adulta de la especie *Dermatobia hominis*. Fig. 2-B: Larvas de la especie *Dermatobia hominis*. Fig. 2-C: mosca adulta de la especie *Cochliomya hominivorax*. Fig. 2-D: Larvas de la especie *Cochliomya hominivorax*. (Fuente: Food and agriculture organization of the United Nations (FAO) (1993). Manual for the Control of theScrewworm Fly, Cochliomyia hominivorax (Coquerel). Volume 2. Guide for the Identification of Flies in thegenus Cochliomyia (Diptera: Calliphoridae). Modificado por: Autores).

Cabe destacar a esta patología como una circunstancia médica muy correlacionada con las ciencias veterinarias, sobre todo en los ganados; por esta circunstancia en las próximas secciones se describirá a las miasis como un problema de salud pública y de salud veterinaria; inclusive se citará modelos de comportamiento en animales que es muy útil para entender lo que sucede cuando las larvas invaden tejidos en seres humanos; se pondrá énfasis en la infección relacionada con estos últimos.

Las clasificaciones de interés médico más importante dentro de las miasis son según: la relación parásito-hospedero en: específica u obligatoria (cuando la larva se desarrolla en tejidos vivos), semiespecífica o facultativa (la larva se desarrolla en materia orgánica muerta) o accidental (las larvas son ingeridas). De acuerdo a la localización la miasis puede ser: cutánea, oftálmica, urogenital, en nasofaringe, intestinal y muy poco reportada la miasis oral.[5]

El caso descrito es el primero descrito en el País y el tercero en la Comunidad Andina; (Tab. 1); cuando se realizó la primeria limpieza, no quirúrgica, en las lesiones gingivales se observaron larvas en estadio III (Fig. 3) pertenecientes al género (Cochliomyia; Chrysomya) y de la especie Cochliomyia hominivorax (llamada también "mosca barrenadora o verde"), de aproximadamente un centímetro y medio con 12 segmentos, de color blanco y con pigmentaciones negras en sus dos extremos: el anterior perteneciente a sus mandíbulas y el posterior a dos troncos traqueales que terminan en dos espiráculos; características únicas de esta especie de larvas que se describirán posteriomente[6].

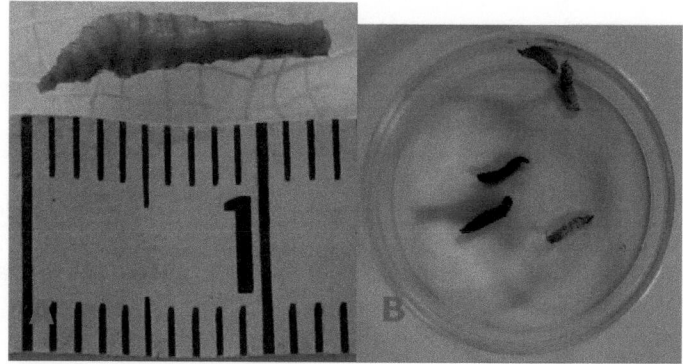

Figura N° 3: Características de los parásitos.
Fig. 3: Fig. 3-A: Larvas de la mosca de la especie *Cochliomyia hominivorax* ("mosca barrenadora o verde"), de aproximadamente un centímetro y medio con 12 segmentos, de color blanco, se aprecian las pigmentaciones negras en sus dos extremos: el anterior perteneciente a sus mandíbulas y el posterior a dos troncos traqueales. **Fig. 3-B:** Larvas recolectadas en caja Petri con solución fisiológica después de la intervención quirúrgica. *(Fuente: Patología del HVCM, después de la debridación. Elaborado por: Autores).*

Clasificación

Las miasis tienen diferente comportamiento según el agente etiológico; y por ser una patología tanto de interés médico como veterinario se citan las siguientes maneras de clasificación:

Según el comportamiento reproductor, pueden ser[7]:

Obligadas o específicas: Cuando la larva de la mosca necesita obligatoriamente a un huésped para desarrollarse, además sus funciones vitales dependen de la fisiología del huésped[7].

Facultativas o semiespecíficas: Cuando la larva normalmente se desarrolla en tejidos muertos o materiales orgánicos en descomposición pero puede desarrollarse en tejidos necrosados de animales vivos (en general son invasores secundarios), este tipo de miasis la larva depende de la proliferación bacteriana y de los sustratos que estos producen por ejemplo nitrógeno y ácidos grasos de cadena corta; además mencionar que mucha de la población bacteriana es anaerobia y sobrevive con baja tensión de oxigeno; el sustrato del metabolismo anaerobio favorece a las condiciones de vida y desarrollo de este tipo de larvas[7].

Accidentales: la larva se desarrolla en excrementos, materia orgánica en descomposición o alimentos y accidentalmente invade: las heridas, el aparato gastrointestinal, o el sistema urinario de seres vivos, como lo dice el nombre la infestación es favorecida por un agente externo o una situación incidental, aquí es importante el antecedente de permanencia de lugares endémicos o exposición de nichos cercanos de estos parásitos[7].

Según el tipo de tejido afectado, pueden clasificarse en[8]:

Biontófagas: Colonizan sobre tejido vivo, requieren condiciones favorables del huésped y la perfusión tisular del tejido donde se encuentran para tomar sus sustratos[8].

Necrófagas: Su nicho es sobre tejido muerto, requieren colonización bacteriana secundaria, y medios ricos en nitrógenos y baja tensión de oxígeno para cumplir su ciclo vital[8].

Necrobiontófagas: Pueden sobrevivir sobre ambos medios anteriormente mencionados, pueden adaptarse fácilmente, por lo general se asocian a las miasis accidentales[8].

Según la localización desde el punto de vista clínico, pueden colonizar, tejidos superficiales, profundos o en las vísceras[9].

Miasis cutáneas: las larvas se sitúan en epidermis y dermis, cumplen su ciclo de vida aquí sin colonizar tejidos profundos[9].

Miasis cutánea forunculosas: requieren la formación de lesiones por infección de bacterias patógenas de la piel como estafilococos y estreptococos, sobreviven en medios supurativos los mismos que son utilizados como fuente de sus sustratos; por lo tanto la miasis sería una sobre-infección de lesiones bacterianas previas[9].

Miasis cutánea de tumores ambulatorios: la invasión se ve favorecida por una lesión prexistente de la piel se asocian con tumores infectados, como carcinomas espinocelulares o basocelulares, y es frecuente con asociación a linfomas de la piel (sobre todo los linfomas de células B)[9].

Miasis cutánea serpiginosa: poco frecuente, es una infestación de larvas adultas que forman trayectos en la piel[9].

Miasis profundas o cavitarias: las larvas parasitan penetrando activamente el organismo huésped, colonizando cavidades naturales tales como: nasofaringe, vagina, orificio auricular externo, ano y recto; con o sin alteraciones previas de la cavidad afectada; por lo que las larvas están provistas de estructuras que producen lesiones mecánicas, que se asemejan a un tornillo por ejemplo las especies de larvas *Cochliomya hominivorax*, o fuertes mandíbulas que destruyen tejidos; aquí desempeñan un papel fundamental las enzimas proteolíticas de la bacterias que crecen en estos tejidos o que sobreinfectan las lesiones que causan las larvas.

Miasis de heridas y ulceraciones: Se caracterizan por la existencia previa de soluciones de continuidad de las mucosas cavitario-orificiales de la piel; están relacionadas a las miasis accidentales, ya que una situación externa permite la colonización larvaria; las larvas dependen fuertemente de la actividad bacteriana para su supervivencia.

Miasis intestinal y urinaria: son lugares con colonización bacteriana saprófita, además de sustratos que necesitan las larvas tales como nitrógeno, ácidos grasos de cadenas cortas y medianas, aquí existe actividad enzimática que permite degradación de macromoléculas, sustratos importantes para que las larvas completen su ciclo de vida[9].

Miasis ocular u oftalmomiasis: Raro padecimiento, descrito en solo países tropicales donde las larvas se desarrollan en el conducto lacrimal y a nivel mucosa palpebral[10].

En esta obra describiremos las miasis de orificios naturales, este tipo de miasis, también es conocida como cavitaria, comprende las miasis auricular, ocular, nasal, oral, genital y anal[11]. Este parasitismo suele ser causado por moscas oportunistas de miasis facultativa que son atraídas por una mala higiene, por la presencia de lesiones traumáticas ulcerativas o erosivas, o por la exposición de áreas de la piel usualmente cubiertas con ropa[12-18]. Algunas especies de moscas presentan alta especificidad por el hospedero y el sitio de localización, un ejemplo ocurre con la subfamilia *Oestrinae* en las vías respiratorias superiores de animales y en seres humanos[19].

Es de particular importancia la especie cosmopolita *Oestrus*, cuyas larvas se desarrollan en las cavidades nasales y sinusales de ovinos y caprinos, sin embargo están reportados casos de afección en seres humanos sobre todo en niños; causando descarga nasal seromucosa o purulenta, estornudos frecuentes y disnea[20].

La manifestación de la enfermedad miásica depende de la carga parasitaria, lo que conduce a pérdidas económicas en el campo veterinario[21]. A pesar de su alta especificidad a especies de ganados, se han reportado varios casos incidentales en humanos, tan raros como oftalmomiasis [22] y miasis oral [23]

La especie de larvas *Cochliomya hominivorax* en relación de las miasis cavitarias, obedece a un patrón de miasis semifacultativa; básicamente los huevos son depositados en la cavidad en este caso bucal a nivel gingival; sin embargo gracias a la estructura de las larvas dispuesta en segmentos semejante a un tornillo logran formar madrigueras y tunelizan los tejidos comunicando con la puerta de entrada (Fig. 4); de esta manera se desarrollan en tejidos profundos por ejemplo en región maxilar y paladar, por lo tanto estas larvas invaden por acción puramente mecánica aunque se ha demostrado que la acción enzimática proteolítica de las bacterias asociadas a la infección contribuyen al ciclo de vida del parásito[10].

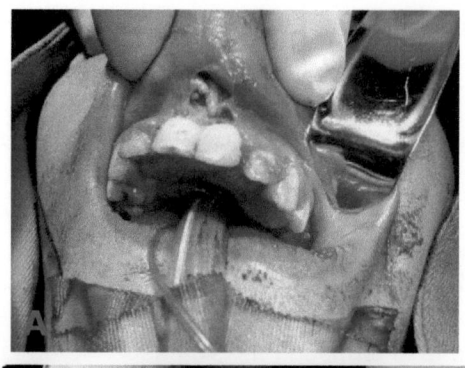
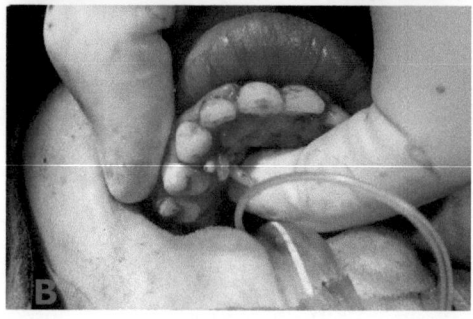

Figura N° 4: Cavidades larvarias halladas durante la debridación quirúrgica.
Fig. 4: Fig. 4-A: Madrigueras larvarias en labio superior y frenillo del vestíbulo superior. **Fig. 4-B:** Madrigueras en paladar duro que producen hiperplasia del tejido, visualización de larvas vivas. *(Fuente: Debridación quirúrgica, Cirujano: Santiago Reinoso. Elaborado por: Autores).*

Localización de las miasis y los agentes causales

Se puede destacar una relación de especificidad de algunas especies de larvas en cuanto a la localización donde se producen las lesiones.

Miasis de cavidades naturales y heridas: son colonizados por las especies: *Cochliomyia hominivorax, Sarcophaga spp, Muscidae spp*[24].

Miasis forunculosa: son colonizadas en orden de frecuencia por: *Dermatobia hominis*, y especies de los generos *Wohlfahrtia, Hipoderma, Cochliomyia*[24] .

Miasis migratoria linear epidérmica o serpiginosa: según su prevalencia, tienen importancia la especie de *Gasterophilus spp* [24].

Miasis de los senos frontales, miasis conjuntival y de las vías respiratorias: El agente que tiene especial importancia es la especie *Oestrus ovis*[24].

Miasis migratoria con tumores inflamatorios y oftalmomiasis interna: Solo se han reportado casos del genero *Hypoderma*[24].

Después de describir las generalidades de las miasis (Fig. 5) a continuación desarrollaremos características de las miasis oral producidas por las larvas de la especie *C. hominivorax*.

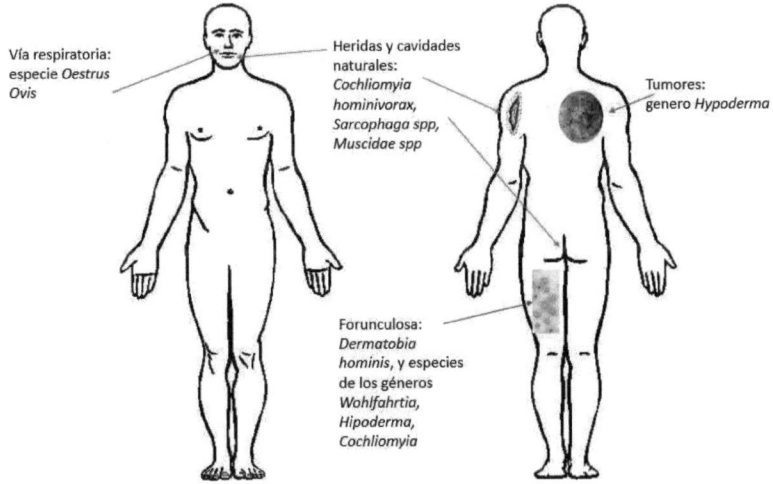

Figura N° 5: Miasis humanas y su ubicación.
Fig. 5: Especies de larvas que son agentes patógenos importantes en el ser humano según su ubicación en el cuerpo humano y las lesiones donde preferentemente hacen sus nichos.

Generalidades de la especie *Cochliomya hominivorax*

A esta especie de larvas también se le conoce con el nombre vulgar de "gusano barrenador del ganado", es una mosca verde azulada de unos 10 a 15 mm de largo, con tres bandas oscuras en el dorso siendo casi exclusiva del continente americano. Es una especie de díptero califórido (dípteros que generalmente exhiben brillantes colores metálicos) cuya larva es un parásito obligado de los vertebrados de sangre caliente (incluido el hombre), sin que muestre una preferencia por alguno de ellos. Las hembras de este díptero no depositan sus huevos en materia fecal, o en tejido muerto, sino que lo hacen en los bordes de las heridas, en las mucosas lesionadas o en los alrededores de los orificios naturales escarificados, es decir a nivel de tejido que presente perfusión tisular, donde cumplen sus ciclos de vida y toman sustratos activamente de su huésped [25].

En condiciones ideales las larvas nacen antes de las 24 horas después de la ovoposición e inmediatamente comienzan a alimentarse de los tejidos de su huésped, situándose con la cabeza hacia abajo y penetrando en forma de tornillo o barreno, de ahí su nombre vulgar, haciendo cada vez la herida más profunda.

Esta herida suele atraer a otras moscas las cuales también depositan sus huevos agravando de esta forma la miasis y produciendo en muchos casos múltiples invasiones al mismo tiempo. Las larvas alcanzan la madurez en unos 7 días y entonces abandonan la herida, dejándose caer al suelo, donde, después de enterrarse, comienzan la etapa de pupación. Si las condiciones le son favorables para su desarrollo antes de que transcurran 10 días de haber abandonado a su huésped emergerá la mosca adulta[26].

La hembra de *C.hominivorax* se aparea solo una vez en su vida y deposita paquetes de 12 a 400 huevos, superpuestos como tejas en las lesiones del huésped, la larva es el parasito infectivo de amplia relación con invasiones de ganado, pues pueden provocar infestaciones masivas en ellos, debilitar al animal y llevarlo a su descomposición; representan un problema de salud veterinaria como de salud pública en seres humanos por su amplia epidemiología en países tropicales[26].

Es uno de los principales agentes de la miasis desde el sur de los Estados unidos hasta el norte de Argentina. Tanto los animales, como los seres humanos desempeñan un papel esencial en la epidemiología de las moscas causantes de estas miasis obligadas[26].

Biología de las larvas de interés médico

Podemos identificar la biología de los agentes de miasis de interés médico de acuerdo al ciclo de vida:

Fase de huevo: Tomamos como modelo para la descripción a la especie de *Cochliomya hominivorax;* Las masas de huevos de esta especie son depositadas usualmente sobre o cerca de los bordes de las heridas o en las superficies secas de las mismas, rara vez en superficies húmedas. Consisten de 10 a 490 huevos y son ovalados, acomodados como tejas de un techo y usualmente bien pegados a la superficie de la herida, aunque puede ser que no sean tan evidentes en lesiones de mucosas que cuando se adjuntan a lesiones superficiales de la piel. Los huevos individuales son de aproximadamente de 1.04 mm de ancho y 0.22 mm de diámetro; reticulados, de color blanco o ligeramente color crema, redondeados posteriormente, algo atachados en la parte inferior, con una sutura dorsal que va de casi del extremo inferior al extremo posterior, dividiendo el extremo inferior y ampliándose ventralmente en torno a un micrópilo, en una amplia banda, dando la apariencia de una tapa circular (Fig. 6). Bajo condiciones naturales la duración del periodo de incubación es de 11 a 21 horas. Los huevos depositados en las heridas probablemente son sometidos a una mayor o menor temperatura constante. Se ha observado que los huevos de *C. hominivorax* mueren cuando son expuestos a temperaturas cercanas a 30ºF, y la temperatura ideal para su desarrollo es la temperatura corporal (36.1 °C - 37.2°C) [27].

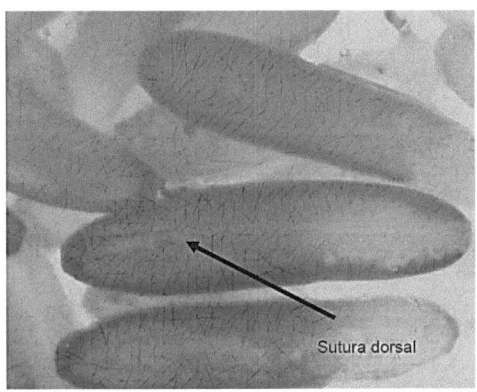

Sutura dorsal

Figura N° 6: Características de los huevos de *C. hominovirax*.
Fig. 6: Fig. 6: Huevos de las larvas de especie *Cochliomya hominivorax*, con el característica sutura dorsal en línea media. *(Fuente: Food and agriculture organization of the United Nations (FAO) (1993). Manual for the Control of theScrewworm Fly, Cochliomyia hominivorax (Coquerel). Volume 2. Guide for the Identification of Flies in thegenus Cochliomyia (Diptera: Calliphoridae). Modificado por: Autores).*

Fase de larvas adultas: pueden clasificarse según la disposición de sus estructuras, en[28]:

Adultos con piezas bucales desarrolladas y funcionales (no hematófagas), a este grupo pertenecen los géneros[28]:

Calliphoridae (*Cochliomyia hominivorax, Chrisomya bezziana, Cordylobia antropophaga, Lucilia spp, Calliphora spp, Phormia spp*)

Sarcophagidae (*Sarcophaga haemorrhoidalis, Wohlfahrtia spp*)

Muscidae (*Musca domestica, Muscina stabulans*)

Otro grupo son los adultos con piezas bucales rudimentarias y no funcionales: pueden ser los géneros[28]:

Cuterebridae (*Dermatobia hominis, Cuterebra spp*)

35

Oestridae (*Oestrus ovis, Hypoderma bovis, H. linetanum, H.diana*)

Gasterophilidae(*Gasterophilus nasalis, Gasterophilus intestinalis Gasterophilus haemorrhoidalis*)

Una vez más para la descripción de las formas larvarias utilizamos de modelo a la especie *Cochliomya hominivorax;* después de la eclosión, las larvas tienden a penetrar en la herida rasgando con sus ganchos orales el músculo del hospedero, alimentándose de los exudados de líquidos tisulares nutritivos en las partes donde un animal de sangre caliente presente una herida externa y la mosca hembra haya depositado sus huevos con anterioridad. La fase larval presenta tres estadios, los cuales llegan a desarrollarse totalmente en un período aproximado de 6 días. Dichos estadíos difieren por estructuras puntuales que son: la cavidad anterior, los segmentos torácicos y abdominales, su céfalo-esqueleto y la cavidad posterior, de esta manera se describe lo siguiente[27]:

Primer estadio: Forma alargada, más o menos cilíndrica, con 12 segmentos aparentes, con una disminución en los primeros segmentos anteriores y de los 3 posteriores; la longitud y ancho en el momento de la eclosión es de 1.2 mm y 0.23 mm, respectivamente. La larva se encuentra armada con oscuras espinas curvas dispuestas en más o menos cerca del margen de las filas irregulares de los segmentos; las espinas en las filas anteriores son más largas, pudiendo llegar a medir hasta 20 micrómetros de longitud.

Cada segmento del 2 al 9 está completamente rodeado con una banda de espinas al margen anterior; el segmento 11 no Micrópilo.

La sutura dorsal presenta espinas en el dorso, lateralmente reducido a 2 o 3 filas pequeñas y con espinas ligeramente más pigmentadas; el segmento 12 tiene espinas limitadas a la superficies ventral y ventrolateral; cada uno de los segmentos 6 al 12 tiene las bandas de espinas ventrales más anchas y transversalmente divididas por un área reducida sin espinas y cada segmento posterior carece de espinas excepto por 2 o 3 filas de pequeñas espinas sobre la superficie ventral de cada segmento del 5 al 12; en la región lateral de los segmentos 5 al 10 tienen áreas fusiformes las cuales están siempre con un grupo de espinas. El segmento doceavo contiene los dos espiráculos posteriores localizados dorsalmente en la depresión; cada espiráculo está compuesto por dos pequeñas aberturas en general, ovaladas, rodeadas por un anillo esclerotizado como proyecciones hacia el centro de la apertura; frecuentemente las dos aberturas están tan cercanamente juntas en el interior ventral como para parecer bilocado; el peritreme (fácilmente distinguido en los siguientes estadíos) no se distingue; la protuberancia anal, situada ventralmente en el último segmento tiene dos proyecciones cónicas carnosas, los tubérculos anales; como un grupo de espinas situadas anteriormente y posteriormente en la protuberancia anal; presenta 2 o 3 filas de espinas entre la protuberancia anal y el margen más bajo de cavidad posterior y los tubérculos posteriores de la cavidad no están bien definidos (Fig. 7).

El cefaloesqueleto consiste de una faringe esclerotizada, compuesta de cuernos dorsales vinculados y ventrales y una proyección más bien corta de la parte frontal dorsal; un esclerito faríngeo aparentemente no se une a una parte frontal dorsal como en los siguientes estadios; la parte ventral del esclerito faríngeo se extiende anteriormente y conjuntamente con los escleritos hipostomales, las cuales a su vez articulan una porción basal ventral de los escleritos labiales, los pares de escleritos parastomales son delgados y son una ampliación anterior del esclerito faringe, en la parte inferior presentan los escleritos hipostomales y los escleritos labiales, los cuales son delgados y con prolongaciones pequeñas, teniendo un grupo de alrededor de seis pequeños ganchos orales, arriba y entre los escleritos labiales del esclerito supralabial, los cuales están presentes solamente en el primer estadío de la larva[27].

Segundo estadío: Siguiendo el ciclo de vida el parasito crece, la longitud y ancho al inicio del estadio es de aproximadamente de 3.5 y 0.6 mm respectivamente; la larva completamente desarrollada en este estadío es de 6.3 a 7.4 mm, en longitud y aproximadamente 1.5 mm, de ancho. Fuertemente armados con grandes espinas oscuras de tres puntas, de aproximadamente 55 micrómetros de longitud, los segmentos 2 al 9 están completamente rodeados en la parte anterior con bandas de espinas; el segmento 10 con una banda generalmente interrumpida por un espacio estrecho en el dorso, el segmento 11 con bandas reducidas a 2 o 3 filas de espinas más pequeñas

-lateralmente, estas nunca cierran completamente un segmento, el segmento 12 con espinas confinadas a superficies ventrales y ventrolaterales; las áreas fusiformes ventral y lateral como en el primer estadío; el segmento 11 completamente rodeado posteriormente por una banda de espinas de 3 filas de espinas recurvadas más pequeñas; el segmento 10 con filas irregulares ventrales y laterales, y un poco de espinas dispersadas las cuales se extenderán a la superficie dorsal pero no dispuestos a formar una banda, algunas veces un poco de espinas esparcidas laterales en los segmentos 9 y 8 y un poco ventralmente en los segmentos 7 y 6 (Fig. 7). El cefaloesqueleto con dos escleritos labiales prominentes, cada uno con más o menos porciones rectangulares básales; y con dos largos y amplias curvas de escleritos labiales; las escleritos faríngeos producidas enterodorsalmente y conectados por el esclerito dorsofaríngeo. Presenta también un par accesorio de ganchos orales que se conectan al puente dorsal y desaparecen por reabsorción al concluir el 2º. estadío. Los espiráculos posteriores son pequeños, cada uno con dos hendiduras, en parte rodeada por un peritreme incompleto con dos aberturas respiratorias, reducido, y ligeramente pigmentado dorsalmente; los troncos traqueales tienen una pigmentación oscura, la porción pigmentada extendida aproximadamente a la mitad del ancho del segmento 12.

La cavidad posterior se encuentra más deprimida que en el primer estadío; en la parte superior tiene 3 pares de tubérculos dorsales redondeados, los cuales tanto en el interior y exterior están mal definidos, en la parte inferior tiene otros 3 pares de tubérculos ventrales, el par medio es un poco más grande del par exterior y del par interior, pero no están bien definidos; las posiciones son relativamente similares a los del tercer estadio, las protuberancias anales son bastante pequeñas, en la que destacan dos tubérculos anales; las espinas en las protuberancias anales son similares en el tercer estadio[27].

Tercer estadio: Se denota un parásito robusto a comparación de sus anteriores estadios con una reducción desde el segmento cefálico hasta el sexto segmento y ligeramente decreciente hacia el extremo posterior en los últimos tres segmentos; la longitud es de 6.4-17.0 mm, y el ancho de 1.6-3.5 mm.; la larva completamente madura usualmente es de 15-16 mm en longitud; las larvas al inicio de esta estadio son de color blanco cremoso y la larva madura presenta una coloración ligeramente rojiza (Fig. 7). Fuertemente armados con grandes espinas de 1 a 3 puntas, los márgenes anteriores de cada uno de los segmentos 2 al 9 están completamente rodeados con una banda de espinas organizadas en filas irregulares, estas son más largas que las filas anteriores; el segmento 10 con una banda anterior de espinas algo reducido y por lo general interrumpido en el dorso como en el segundo estadio; en el segmento 11 con una banda anterior incompleta y espinas lateralmente más pequeñas y grandemente reducidas en número, el segmento 12 con

- espinas restringidas a las superficie ventral y ventrolateral; el margen posterior del segmento 11 con una banda de 2 o 3 filas de espinas curveadas anteriores; el segmento 10 con espinas ventrales y ventrolaterales un poco esparcidas lateralmente y dorsalmente; los segmentos 7 y 9 con espinas en los márgenes posteriores reducidos a una o dos filas y confinados a las superficies ventrales.

El cefaloesqueleto esencialmente es similar al segundo estadío pero las partes son más largas y diferentes en apariencia en la larva madura; una franja estrecha se presenta pigmentada al margen anterodorsal de los escleritos faríngeos extendidos posteriormente (esto no es visible en la larva más joven del tercer estadío pero aparece en la larva madura). Tiene ganchos orales prominentes curvos y no presenta esclerito accesorio Los espiráculos posteriores son largos, cada uno con un prominente peritreme con pigmento oscuro, son incompletos por lo que no rodean completamente las 3 aberturas respiratorias. La frontera superior de la cavidad posterior tiene tres pares de tubérculos redondeados; los pares interiores y exteriores son aproximadamente iguales; el par mediano reducido grandemente y cercanamente aproximado al tubérculo exterior; el borde más bajo de la cavidad tiene tubérculos similares, el par mediano más grande y el par más largo del exterior que el par interior; un par adicional de pequeños tubérculos situados medianamente cerca del margen más bajo de la cavidad posterior; la protuberancia anal es pequeña comparativamente, con 2 prominentes

-tubérculos cónicos anales; el lugar prominente de espinas situado anterior y posterior sobre la protuberancia anal; con 3 a 4 filas de cortas espinas situadas en la porción más baja del área depresiva y el margen más bajo de la cavidad posterior. Los dos troncos traqueales tienen pigmentación oscura desde los estigmas posteriores hasta el 10° o 9° segmento. Este carácter es peculiar de *C. hominivorax* e importante a considerar en la identificación [27].

Cuando la larva penetra en el tejido, asumen una característica posición de cabeza inclinada en la herida, con los espiráculos posteriores usualmente expuestos al aire libre. La larva de estas especies rara vez se mueven en la herida una vez incrustados en la carne, y causan una forma típica de lesiones en forma de bolsa. Pueden alimentarse de 100 a 200 horas en aquellas madrigueras [29]; además la mayoría de las larvas maduras dejan la herida entre los horarios de 9 am a 2 pm[29]. Cuando están completamente desarrolladas, caen al suelo y pupan en él, llega emigrar de un cadáver inmediatamente después de la muerte del animal, prácticamente todas dejan al mismo en un tiempo de 48 horas[29]; esta secuencia de comportamiento de las larvas *Cochliomya hominivorax* le han dado utilidad en el campo de las ciencias forenses.

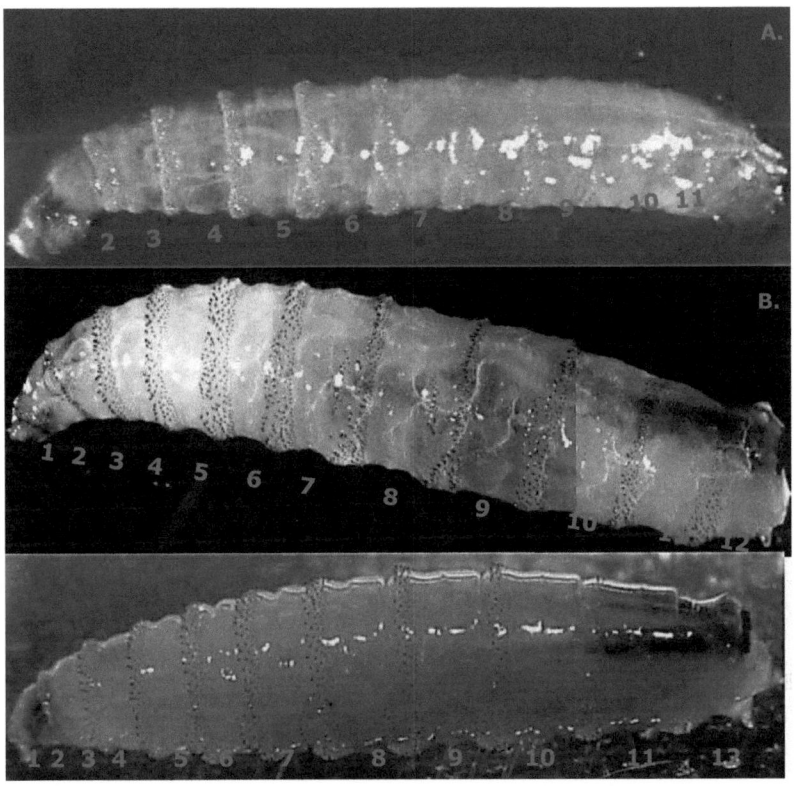

Figura N° 7: Características de los tres estadios larvarios de *C. hominovirax*
Fig. 7: **Fig. 7-A:** Larvas estadio I de especie *Cochliomya hominivorax*, con sus segmentos numerados desde su extremidad proximal hacia su caudal. **Fig. 7-B:** Larvas estadio II de especie *Cochliomya hominivorax*, con sus segmentos numerados desde su extremidad proximal hacia su caudal. **Fig. 7-C:** Larvas estadio III de especie *Cochliomya hominivorax*, con sus segmentos numerados desde su extremidad proximal hacia su caudal. *(Fuente: Food and agriculture organization of the United Nations (FAO) (1993). Manual for the Control of theScrewworm Fly, Cochliomyia hominivorax (Coquerel). Volume 2. Guide for the Identification of Flies in thegenus Cochliomyia (Diptera: Calliphoridae). Modificado por: Autores).*

Identificación taxonomía de la especie *Cochliomya hominivorax*

Macroscópicamente se puede identificar a la especie en su estadio de larva

que por la característica de los huevos; por lo tanto taxonómicamente tiene

importancia la larva más que el huevo o la pupa (Tab. 2).

Reino:	Animalia
Filo:	Arthropoda
Subfilo:	Hexapoda
Clase:	Insecta
Subclase:	Pterygota
Infraclase:	Neoptera
Superorden:	Endopterygota
Orden:	Diptera
Suborden:	Brachycera
Infraorden:	Muscomorpha
Subsección:	Calyptratae
Superfamilia:	Oestroidea
Familia:	Calliphoridae
Género:	Cochliomyia
Especie:	*C. hominivorax* (Coquerel, 1858)

Tabla 2: Taxonomía de la especie *Cochliomya hominivorax*
Tab. 2: Carta taxonómica de la especie *Cochliomyia hominivorax* *(Fuente: Food and agriculture organization of the United Nations (FAO) (1993). Manual for the Control of theScrewworm Fly, Cochliomyia hominivorax (Coquerel). Volume 2. Guide for the Identification of Flies in thegenus Cochliomyia (Diptera: Calliphoridae). Modificado por: Autores).*

La larva es la forma que se encuentra con más frecuencia en los casos de esta

miasis. El estadio de huevo tiene corta duración, no daña al huésped y, por

tanto, no suele ser detectado. La larva tiene tres estadios y en general es muy

difícil de identificar durante las dos primeras etapas del ciclo de vida se suele

identificar comparando con otras larvas maduras; sin embargo la conducta

adecuada es esperar a que se conviertan adulto. La principal característica de

la larva típica es un cuerpo blando sin distinción clara entre el tórax y el

abdomen.

El cuerpo de la larva está formado por 12 segmentos: un pequeño segmento cefálico, incompleto, dividido por un segmento protorácico seguido de uno mesotorácico, uno metatorácico y ocho abdominales. Como las larvas no tienen verdaderos apéndices segmentales, técnicamente son ápodas (no tienen patas)[30].

La cápsula de la cabeza es apenas discernible por la presencia de pequeños palpos y antenas por el aparato bucal, un surco ventral divide por la mitad al segmento cefálico en los lóbulos cefálicos izquierdo y derecho; en la base del surco está el orificio bucal. La cabeza tiene dos pares de órganos sensoriales baculados. Estos órganos dorsales y ventrales suelen llamarse, respectivamente, antenas y palpos maxilares[30].

El aparato bucal de las larvas se compone de un par de ganchos orales y de los escleritos conexos para la inserción de los músculos, que en conjunto reciben el nombre de esqueleto cefalofaríngeo, una de las estructuras importantes para la identifcación[30].

La respiración se hace por estigmas o espiráculos, simples orificios que conectan el aire exterior con la red traqueal interna. Hay un par de espiráculos o estigmas anteriores en el segmento protorácico y un par de estigmas caudales o posteriores en el 12° segmento. Ambos son caracteres taxonómicos útiles[30].

Los espiráculos anteriores sobresalen de la pared del cuerpo y se abren como un abanico en una serie de lóbulos digitados, cada uno de los cuales termina en un pequeño orificio. Los estigmas anteriores no son visibles en la larva del primer estadio[30].

En las larvas del primer estadio los estigmas o espiráculos posteriores tienen dos pequeñas hendiduras ovales que se tocan estrechamente en los bordes inferiores internos, por lo que parecen estar unidas en forma de V. Los estigmas posteriores en los estadíos 2 y 3 suelen estar formados por un par de placas esclerotizadas adosadas de manera plana a la cutícula del último segmento abdominal. Los lados de esta cavidad pueden cerrarse para cubrir los espiráculos e impedir que se contaminen cuando la larva se sumerge en un medio nocivo. El borde externo de la placa espiracular está más esclerotizado que el resto y se llama peritreme [30].

El círculo que forma puede ser completo o incompleto. Hacia la línea media de la placa en los estadios segundo y tercero aparece una estructura llamada botón, que no siempre puede verse claramente. Es la cicatriz que deja el estigma del estadio anterior después de la muda[30].

Los espiráculos posteriores se conectan con los anteriores por medio de troncos traqueales, los cuales algunas veces se encuentran muy pigmentados y ofrecen una característica distintiva para la identificación de las especies [30].

En el segmento posterior está el ano, rodeado de la placa anal, cuya extremo es más delgada que la del resto del cuerpo. Presenta espinas que pueden utilizarse para la identificación de especies [30].

Los segmentos del cuerpo de las larvas se encuentran rodeados de bandas de espinas que pueden o no tener anillos cerrados, y el número, el grado de esclerotización, la distribución y el número de puntas varía en las especies.

La microscopia electrónica ha revelado que las larvas presentan unas estructuras llamadas sensillas (plural:sensillum) por lo general en forma de columna, placa, vara, cono o clavija que se compone de una o varias células nerviosas con una conexión a la cutícula[30]

En conclusión dentro de las características macroscópicas taxonómicas que pudimos identificar en la muestra obtenida de la debridación maxilar en la paciente encontramos: tamaño, cuya longitud puede alcanzar 2,3cm, en cuanto el ancho oscila como término medio en 0,5 cm, su sección transversal cilíndrica, un cuerpo estrecho en la extremidad anterior, la cabeza rudimentaria, invaginada en 1º segmento torácico, y la presencia de abertura bucal con dos ganchos quitinosos, el tórax está compuesto por tres segmentos de los 12 totales, (1º con espiráculos anteriores, menos en larvas de 1º estadio), en el abdomen el último segmento llevan un par de espiráculos posteriores, finalmente el tegumento se encuentra desnudo, con tubérculos, apéndices carnosos o espinas (Fig. 8).

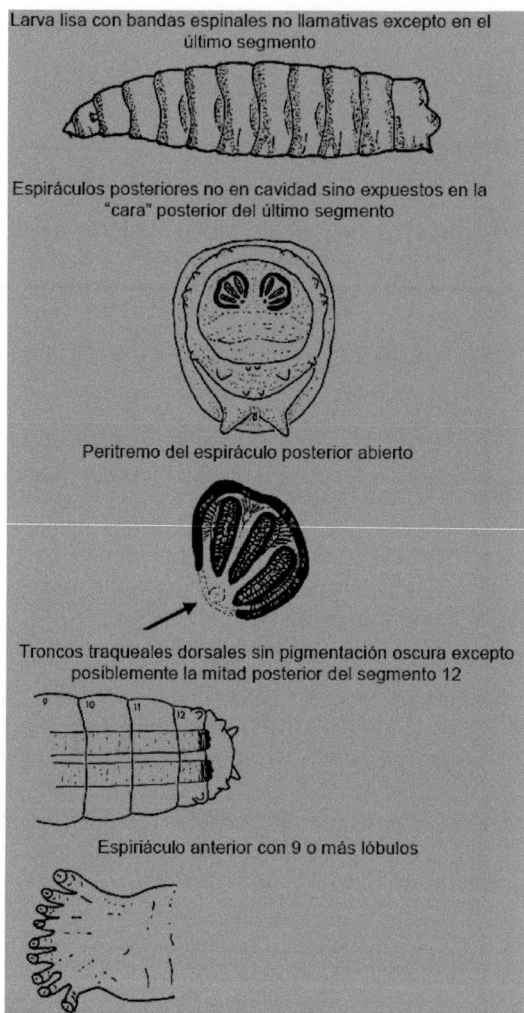

Larva lisa con bandas espinales no llamativas excepto en el último segmento

Espiráculos posteriores no en cavidad sino expuestos en la "cara" posterior del último segmento

Peritremo del espiráculo posterior abierto

Troncos traqueales dorsales sin pigmentación oscura excepto posiblemente la mitad posterior del segmento 12

Espiriáculo anterior con 9 o más lóbulos

Figura N° 8: Características taxonómicas microscópicas y macroscópicas de la especie de larvas *Cochliomya hominivorax.*
Fig. 8; Fig. 8: Claves taxonómicas de las larvas de la especie *Cochliomya hominivorax: segmentos corporales, espiráculos posteriores, peritreme, troncos traqueales y espiráculo. (Fuente: Food and agriculture organization of the United Nations (FAO) (1993). Manual for the Control of theScrewworm Fly, Cochliomyia hominivorax (Coquerel). Volume 2. Guide for the Identification of Flies in thegenus Cochliomyia (Diptera: Calliphoridae). Modificado por: Autores).*

En cuanto las características microscópicas taxonómicas que describimos en la muestra larvaria obtenida de la paciente pudimos identificar: espiráculos respiratorios posteriores situados en el último segmento de la larva de estadio III donde se observa: membrana peritremal, botón peritremal, hendiduras peritremales; mientras que en los espiráculos respiratorios anteriores se observa: el esqueleto cefalofaríngeo característico descrito en las secciones anteriores (Fig. 9).

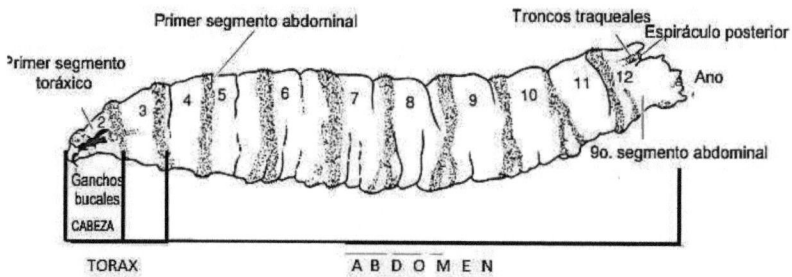

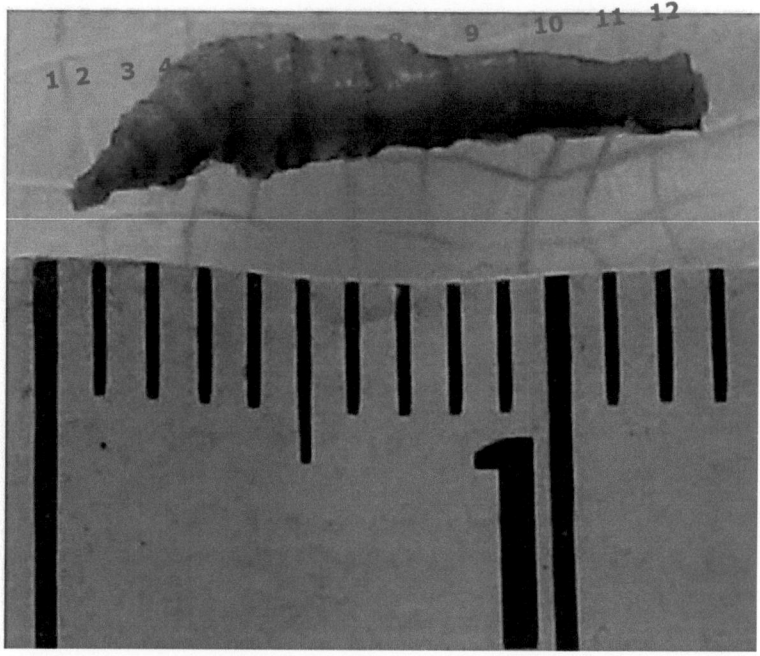

Figura N° 9: Comparación de características taxonómicas según la literatura y el material obtenido tras la debridación quirúrgica.
Fig. 9: Fig. 9: Comparación entre el esquema de segmentos de la larva y del material obtenido en el momento de la debridación quirúrgica. *(Fuente: Patología del HVCM, después de la debridación. Elaborado por: Autores).*

Pruebas serológicas para la identificación

No existen en la actualidad pruebas serológicas estandarizadas, ni están indicadas para el diagnóstico de la enfermedad. Sin embargo, varios estudios experimentales han mostrado que las técnicas serológicas tienen un valor potencial en futuras investigaciones sobre la prevalencia de las infestaciones de los gusanos barrenadores en las poblaciones de animales, detectando los anticuerpos correspondientes después de la infestación [31].

Fisiopatología y ciclo evolutivo

Los parásitos de la especie *Cochliomya hominivorax*, obedecen a una metamorfosis completa, por eso toman el nombre de holometábolos. Así el ciclo comienza con la fase de huevo, fase llamada ovípara, como se revisó el número puede ser variable, los huevos son operculados, así mismo según las condiciones del medio emergen en horas o días. Posterior a la eclosión comienza la fase larvípara, donde se reconocen tres tipos de estadios, donde según la evolución toman los cambios que se describieron cuando se habló de la biología e identificación taxonómica del gusano; el tamaño es creciente, existen cambios morfológicos, la duración varía con las condiciones ambientales, posteriormente se da la fase de pupa que se caracteriza por la formación de una recubierta en la superficie del cuerpo de la larva en forma de estuche; y finalmente el desarrollo de la mosca adulta.

Por lo general los estadios inmaduros (larvas) no suelen compartir el mismo nicho ecológico que las formas adultas, y requieren del estadio de pupa para transformar sus tejidos en el futuro adulto; si comparamos con otras formas de parásitos la pupa puede parecerse a la fase quística de otras formas de vida[32]. Cuando las hembras depositan los huevos en los bordes de las heridas de mamíferos vivos o en las mucosas lesionadas que están asociadas con las aberturas naturales del cuerpo, como los senos nasales, las órbitas oculares, boca, orejas y vagina. Depositan el promedio de 200 huevos en una masa plana característica, en forma de tejado, todos orientados en la misma dirección. Las larvas eclosionan antes de las 24 horas después de la oviposición y comienzan inmediatamente a alimentarse de los líquidos tisulares, situándose con la cabeza hacia abajo y penetrando en forma de barreno en la herida, la cual es cada vez más grande y profunda, causando con ello la destrucción masiva del tejido. Las larvas alcanzan la madurez a los 4-8 días de la eclosión y abandonan la herida, caen al suelo, se entierran e inician la etapa de pupación. Los adultos emergen después de 7 a 54 días, dependiendo de las condiciones ambientales. El periodo de vida en condiciones normales desde huevo hasta adulto es de 3 a 4 semanas, pero algunos estadios pueden prolongarse hasta tres meses cuando las condiciones son adversas[32].

Como se mencionó anteriormente los sitios de infestación son generalmente heridas superficiales, heridas abiertas y las membranas mucosas de los orificios corporales[4]. Como se revisó en segmentos anteriores una mosca hembra es capaz de generar 500 huevos. Los huevos depositados eclosionan en 24 horas, y en 48 horas alcanzan su estadio III de larva madura; en ese tiempo se forma una madriguera en los tejidos del huésped que se profundizan en forma de tornillo, alimentándose de los tejidos vivos; su mecanismo de lesión es puramente mecánico.

Las enzimas proteolíticas liberadas por las bacterias descomponen el tejido en el que se alimentan las larvas.[4, 33] Las larvas completan su desarrollo en 5-7 días.[33].

El cuadro clínico del caso que describimos concuerda con el ciclo de vida de la larva puesto que las lesiones tienen una evolución de 72 horas entre el eritema gingival hasta una gingivorragia, donde son visibles en la cavidad oral, se puede decir que la incubación fue de 24 horas antes del eritema; el sitio primario de invasión fue el vestíbulo anterior y luego por el ciclo evolutivo y la acción mecánica produjeron túneles hacia el labio y el paladar duro generando la hiperplasia de estos tejidos (Fig. 10 y 11).

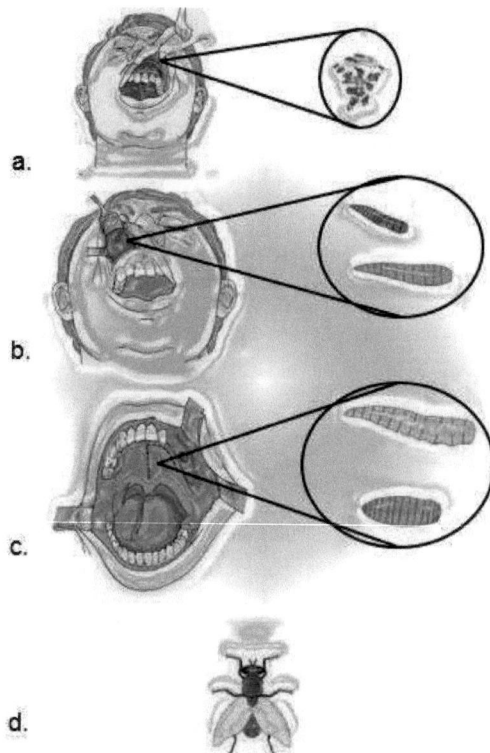

Figura N° 10: Características del ciclo de vida de larvas *C. hominovirax* en la cavidad oral.
Fig. 10: Fig. 10-A: huevos de la mosca de la especie *Cochliomyia hominivorax* que son depositadas en vestíbulo anterior del paladar superior. **Fig. 10-B:** Larvas en fase I que por acción mecánica en forma de tornillo penetran mucosa vestibular e invaden cavidad del maxilar superior. **Fig. 10-C:** Larvas en Fase II y Pupa (fase de pre-eclosión) acción mecánica forman madrigueras en paladar duro y se exteriorizan entre alveolos dentarios. **Fig 10-D:** Fase Adulta, cuando pulpa eclosiona da lugar a la mosca adulta *(Fuente:Litjens P, Lessinger A.C., De Azeredo-Espin A.M.L. Characterization of the screwworm flies Cochliomyia hominivorax and Cochliomyia macellaria by PCR-RFLP of mitochondrial DNA. Medical Veterinary Entomology, 2001; Elaborado y adaptado por: Autores).*

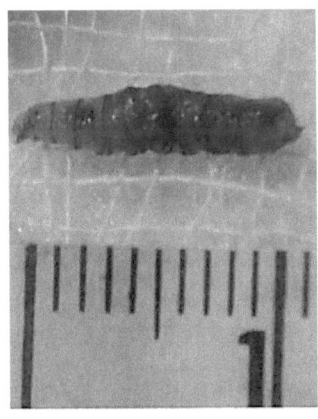

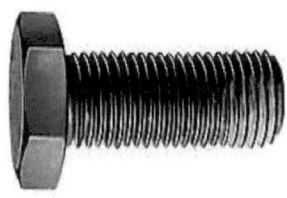

Figura N° 10: Comparación de la mecánica de las lesiones de _C. hominovirax_ en la cavidad oral.
Fig. 10: Comparación entre las larvas de la especie _Cochliomyia hominivorax_ obtenidas durante la debridación y la disposición de sus segmentos lo hace asemejar a un tornillo; de esta manera crean lesiones en forma de túnel. _(Fuente: Patología del HVCM, después de la debridación. Elaborado por: Autores)._

Mecanismos inmunopatológicos involucrados en la miasis

Existe gran controversia en este aspecto; porque aún no se logra comprender la actividad enzimática de las larvas frente a los tejidos del huésped y la capacidad de que estas sustancias puedan llegar a tener un efecto antigénico que logre activar una respuesta con anticuerpos; cabe mencionar que aún no se han planificado estudios realizados en la especie de *Cochliomya hominivorax,* y su especificidad antigénica; por lo tanto a continuación se expone algunos modelos experimentales en otros parásitos.

Algunos autores sugieren que la flora presente en la larva podría ser esencial para mantener el potencial de hidrógeno del microhábitat las larvas de *D. hominis,* simulando una especie de simbiosis, asegurando así las condiciones adecuadas para su desarrollo. Sin embargo, no se sabe si las larvas de *D. hominis* requieren las bacterias como una fuente importante, como suplemento de nutrientes o como fuente de enzimas para metabolizar sustratos de los tejidos del hospedero[34].

Los mecanismos que interviene en: la invasión, la nutrición y modulación de la respuesta inmune del huésped por el desarrollo las larvas no se comprenden bien, pero parece ser dependiente de la secreción de sustancias durante la nutrición. Los parásitos segregan una variedad de sustancias con actividad enzimática en sus hospederos. Estas sustancias, en especial las enzimas proteolíticas, son de gran interés debido a que están presuntamente involucradas en procesos de la interacción de hospedero-parásito, tales como la penetración en los tejidos, la nutrición y la migración dentro del anfitrión y la evasión del sistema inmune del huésped; este concepto replantea otros mecanismos además de los ya conocidos que so por acción puramente mecánica que las larvas provocan daño tisular[35].

Existen proteasas secretadas en el desarrollo de las tres etapas de larvas de *D. hominis*, en especial el primer estadio infeccioso. Esta larva es responsable de invadir al huésped y sus proteasas están involucrados en este proceso. La caracterización de estas enzimas abre vías para alcanzar el desarrollo de nuevos compuestos que pueden dirigirse contra estas, lo que conduciría a la alteración de la penetración de la piel del potencial hospedero y por consiguiente, matando las larvas de primer estadio[35].

Las metaloproteasas son las responsables de penetración cutánea de *Ancylostomna spp.* [36] y larvas infectantes de *Strongyloides stercoralis* [36], mientras que proteasas de serina lo permitirían en *Schistosomamansoni* [36].

Por el contrario en organismos tales como *O. ovis*, durante el primer estadio de las larvas no realiza ningún cambio dentro de tejidos durante su vida parasitaria, permaneciendo siempre por encima del epitelio nasal y senos paranasales. Por lo tanto, la actividad de las colagenasas representan sólo un medio para facilitar fuga plasmática de proteínas inducidas por el proceso inflamatorio[36].

Se ha realizado estudios acerca de la facultad de proteasas generadas por las larvas como evasores de la respuesta inmune, además de desempeñar un papel que facilita la infestación del tejido lesionado. En estudios experimentales tomando como modelo la larva *D. hominis*, la observación que en las primeras 24 horas, después de la infestación las inmunoglobulinas del hospedero (IgG e IgM) tienen altas concentraciones alrededor del infiltrado inflamatorio es interpretado como una manifestación de un mecanismo de evasión morfológica, en la cual los anticuerpos ávidos para unirse a las larvas en desarrollo no lo logran, probablemente por la acción de las proteasas. En estudios en la especie de larvas *H. lineatum* la infestación del anfitrión, se mediaría por la degradación de proteínas del sistema del complemento (C3), y la degradación de la IgG fue atribuida a una digestión de proteasas de serina sintetizada en el primer estadio de las larvas. La identificación de la función específica de cada enzima en cada evento de la relación hospedero – parásito podría representar un enfoque adecuado para comprender los procesos biológicos e inmunológicos que intervienen en estas ectoparasitosis[35].

Las investigaciones sobre las proteasas las larvas en las especies *D. hominis*, son muy útiles para comprender las parasitosis por especies de *C. hominovorax,* ya que ambas miasis son Dipteros con semejante comportamiento, y el conocimiento de los mecanismos inmunológicos de las proteasas llevaron a prometedores perspectivas, especialmente para el control de plagas[35].

Epidemiología

En el género Chrysomya, al menos seis especies han sido asociadas a miasis pero la única considerada como parásito obligatorio es *C. bezziana*, la cual utiliza como huéspedes a mamíferos domésticos o silvestres y se distribuye en Africa, India, la península Arábica, el sudeste de Asia, Indonesia, Filipinas y Nueva Guinea[37]. Existe una notable similitud en el ciclo de vida, hábitos, rango de huéspedes y lesiones producidas por esta mosca con los que presenta *C. hominivorax* y si bien se distribuyen sobre continentes distintos ambas especies ocupan exactamente el mismo nicho parasitario[7].

Por su parte, el género Cochliomyia incluye dos especies cuya distribución natural se encuentra restringida al continente americano, *C. macellaria* y *C. hominivorax*. La primera de estas especies desarrolla habitualmente sus fases larvarias en cadáveres o restos de carcasas y sólo participa como un eventual invasor secundario o agente facultativo de miasis alimentándose en los tejidos necrotizados de los bordes de las heridas, tiene amplia importancia en la ciencia forense [7, 38]. Su semejanza morfológica con *C. hominivorax* ha ocasionado frecuentes errores de diagnóstico, es importante realizar diagnóstico diferencial taxonómico correcto en estos casos [7].

La especie *C. hominivorax* es un parásito obligado de los vertebrados homeotermos, domésticos o silvestres incluyendo ocasionalmente al hombre. A pesar de su importancia zoonótica, el mayor interés de este insecto es veterinario por un marcado impacto sobre la salud y productividad de los animales domésticos en los cuales ocasiona disminución en la producción de carne, leche y lana, aumento de infecciones secundarias y en casos severos, mutilaciones y la muerte de los animales masivamente parasitados. El impacto negativo de este insecto sobre la fauna silvestre puede ser aún de mayor importancia debido a la dificultad para instaurar el tratamiento específico lo cual produce elevados índices de mortalidad y a la destrucción diferencial que sufren los animales infestados por su mayor vulnerabilidad ante los predadores; sabiendo que ataca a los seres humanos de la misma manera agresiva se convierte también en un problema de salud pública [39].

La distribución original de este insecto comprendía el centro y sur de los Estados Unidos, México, América Central, islas del Caribe y Sud América[40].

Existe evidencias de un gran programa de erradicación basado en la técnica del insecto estéril ha permitido que en América del Norte, los Estados Unidos de Norteamérica, México y gran parte de América Central y el Caribe se encuentren libres de este díptero[41]. Así como en la medicina fue un gran avance sobre todo en el campo de la parasitología el estudio de las avamectinas en seres humanos, así también lo fue en el campo de la veterinaria el programa basado en el uso de rayos X es uno de los mayores logros en la historia veterinaria de todos los tiempos y uno de los usos pacíficos menos conocido de la energía atómica [42].

Técnicamente consiste en la cría masiva de insectos, la esterilización sexual por radiación y la liberación en áreas infestadas. Esto produce una reducción gradual de poblaciones naturales lo que sumado al monitoreo y tratamientos del movimiento de animales resulta en la erradicación de este insecto. Actualmente el programa se aplica en Panamá por lo que es probable que en el futuro la distribución de *C. hominivorax* quede exclusivamente restringida a Sud América (Fig.12).

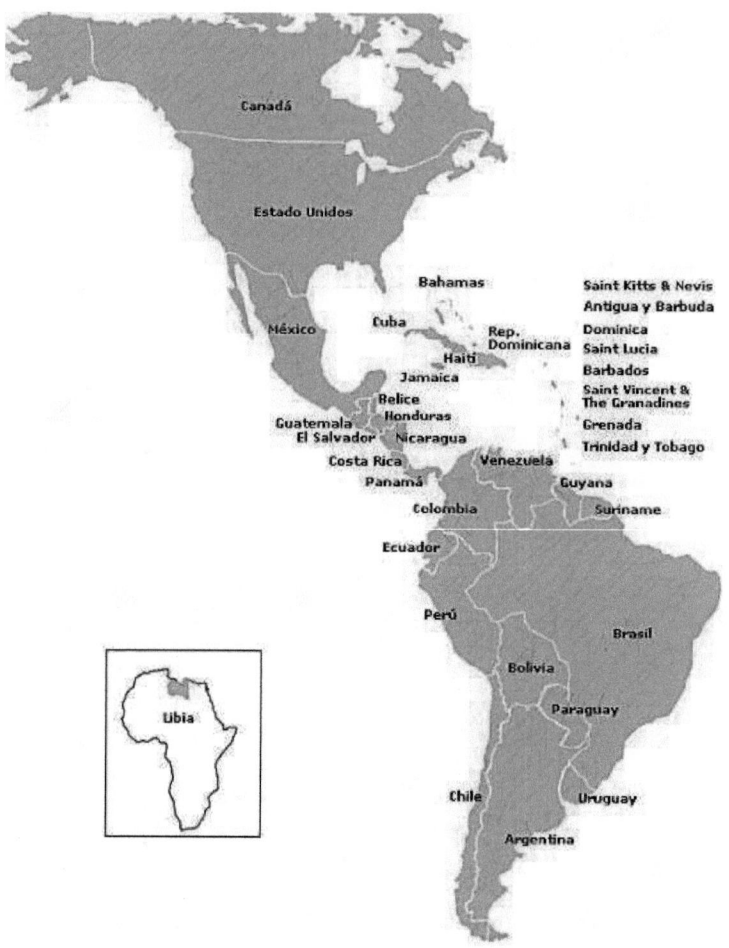

Figura N° 12: Distribución mundial de la especie de larvas *C. hominovirax*.
Fig. 12: Distribución mundial de la especie *Cochliomyia hominivorax*; su única distribución es en América y se han reportado casos en Libia; por esta razón se la llama "mosca barrenedora del nuevo mundo". *(Fuente:Litjens P, Lessinger A.C., De Azeredo-Espin A.M.L. Characterization of the screwworm flies Cochliomyia hominivorax and Cochliomyia macellaria by PCR-RFLP of mitochondrial DNA. Medical Veterinary Entomology, 2001; Elaborado y adaptado por: Autores).*

La miasis oral es un parasitismo endémico ocasional en regiones tropicales y semitropicales de América del Sur, el Caribe, Centroamérica, el sudeste asiático y el subcontinente Indio, gran parte de los bosques tropicales de la África sub-sahariana, sin embargo es rara por encima de 2.000 metros de altura[4]; el resto de casos se consideran brotes o parasitismos accidentales. La miasis oral se presenta con mayor frecuencia en varones, probablemente por la tendencia a pasar más tiempo fuera de una habitación en caso de patologías neurológicas crónicas y descuidar con más frecuencia la higiene oral[43]. La paciente pertenece a un lugar epidemiológicamente endémico, Santa Isabel que es un valle tropical, donde la miasis afecta por lo general a los ganados.

Factores de riesgo

Los factores de riesgo pueden ser ambientales que favorezcan el crecimiento de las larvas estos son: las visitas a los países tropicales, la higiene bucal descuidada, el alcoholismo y pacientes con retraso mental; además pueden ser accidentales en donde las larvas colonicen a una lesión previa de la mucosa oral, como por ejemplo en: trauma facial, heridas de extracción dental, tumoraciones [5, 43], infecciones nosocomiales, adictos a drogas, y pacientes con cavidad bucal expuesta prolongadamente al medio ambiente común en afecciones psiquiátricas [2,44] al igual que respirar por la boca durante el sueño y la senilidad[2,5,44]

Se han reportado varias hábitos y comorbilidades que podrían ser puerta de entrada de miasis dentro de las cuales se mencionan: exposición de úlceras y hemorroides, infecciones bacterianas de heridas o cavidades naturales, tareas relacionadas con la cría de animales de campo, pacientes con funciones físicas mentales disminuidas, personas que duermen con boca abierta (adenoideos, otitis externa, conjuntivitis, tumores periorificiales, etc.) [44]

En humanos, las deficientes condiciones de higiene en las áreas genital, oral y auricular y las condiciones socioeconómicas aumentan la probabilidad de infestación [45] y se han registrado casos fatales[46]. Las malas prácticas de manejo en las heridas son determinantes para la presentación de la enfermedad [47]. Golpes, mordeduras por murciélagos hematófagos, partos en sitios rurales, cortaduras accidentales y demora en la cicatrización son factores de riesgo adicionales para todos los mamíferos [48].

El estado neurológico de la paciente hace que permanezca en apertura oral prolongada y añadiendo el déficit de higiene predispusieron que el parásito endémico de aquel clima tropical invadiera las mucosas gingivales, por lo tanto la adición de condiciones ambientales y accidentales desencadenaron el desarrollo masivo de las larvas.

Cuadro clínico

Las infecciones por *C. hominivorax* afectan al hombre, especialmente en zonas ganaderas, bastando pequeñas heridas, para provocar el asedio de estas moscas, una miasis preferentemente cutánea, aunque no se limita solo a tegumentos sino que también puede afectar otras cavidades abiertas del cuerpo como fosas nasales, boca, orbitas, vagina, como se vio en apartados anteriores en el momento que se depositan alrededor de 150 a 500 huevecillos por montón en las orillas de las heridas, las larvas se desarrollan hasta el tercer estadio; para entonces se encuentran introducidas en la herida a una profundidad que solo deja visibles sus extremos posteriores.

El diagnóstico de miasis oral es relativamente sencillo si se logra observar las larvas en el examen físico; sin embargo, por tratarse esta de una condición relativamente rara, no suele tenerse en cuenta en los diagnósticos diferenciales y pueden pasar inadvertidas, sobre todo cuando se trata de formas cavitarias[49]. El eritema gingival inicial enmascaró la invasión larvaria puesto que en la primera fase antes de la eclosión del huevo, estos son difíciles de identificar; pero en la tercera fase larvaria cuando existen lesiones profundas por el desarrollo del III estadio larvario es cuando el diagnóstico se puede confirmar; es importante identificar la profundidad de las lesiones puesto que en el caso solo se hicieron visibles en el vestíbulo anterior pero en la debridación se observó la afectación en el paladar duro, labio superior y encías.

Tratamiento y manejo terapéutico

El tratamiento consiste en medidas locales tales como la aplicación de aceite de trementina, aceite mineral, cloroformo, cloruro de etilo o cloruro mercúrico seguido por la extracción manual de las larvas y el desbridamiento quirúrgico [50], otro tipo de manejo consiste de carácter sistémico con ivermectina, un antibiótico semisintético aislado a partir de *Streptomyces avermitilis.* [51] y antibióticos de amplio espectro a fin de prevenir una infección secundaria[52]. La mayor parte de casos sin complicaciones médicas sistémicas se recuperan completamente con la eliminación quirúrgica de las larvas[51.] Sin embargo el éxito del tratamiento depende en la fase de convalecencia donde se aconseja al personal a cargo de personas especiales garantizar la higiene personal y la adopción de prácticas adecuadas para una buena higiene ambiental para evitar la aparición de estas parasitosis[5].

Las avermectinas sistémicas actualmente disponibles pueden prevenir el desarrollo de las miasis pero son poco activas en heridas ya infectadas y con presencia de larvas de segundo y tercer estadío. Una nueva lactona macrocíclica, el spinosad, aplicado localmente aparece con un interesante potencial de uso para la prevención de heridas susceptibles o para el tratamiento de miasis ya instauradas, aún su uso está restringido en animales y para aplicación en seres humanos se realiza experimentación para comprobar niveles de toxicidad y sintetizar moléculas de mayor seguridad [53].

El tratamiento específico de la miasis cavitarias comprende remoción mecánica de todas las larvas presentes en la lesión, aplicación de antilarvarios locales o sistémicos, uso de antisépticos y terapia antibiótica [54]. A pesar de que el tratamiento de la miasis cavitaria es curativo, su pronóstico depende del daño causado al tejido, de la localización anatómica y de la duración de la infestación. En este orden de ideas, la detección oportuna y el diagnóstico preciso de este tipo de miasis pueden hacer la diferencia entre una lesión temporal o permanente, e incluso evitar casos de infestación masiva que pueden ser fatales. Tomando en cuenta que la miasis cavitarias es, por definición, una enfermedad oportunista, su control se basa en evitar la generación de heridas, la higiene personal apropiada, condiciones sanitarias óptimas y la reducción de la exposición de los individuos a las poblaciones de moscas[53].

El tratamiento preciso en humanos debe tener tres pilares: la remoción de las larvas, la administración de antibióticos locales y antiinflamatorios [55]. En ovinos y caprinos, la administración de una sola dosis de insecticida sistémico suele ser suficiente para eliminar estos parásitos, no así en los seres humanos donde es común las reinfecciones en pacientes sobre todo debilitados; pero se deben conocer la epidemiología de la estrosis en la zona y las épocas del año más comunes para prevenir el contagio[52].

Las medidas aplicadas en la paciente fueron la debridación quirúrgica, y el uso de invermectina 6mg / kg en dos aplicaciones una el momento del ingreso y la restante después de tres semanas, el uso de amino-penicilina se lo hizo con el fin de prevenir infecciones secundarias; la evolución de la paciente fue favorable puesto que en los futuros controles se evidenció la completa resolución de la miasis cavitaria sin reinfección secundaria.

Terapia antigénica, vacunas y futuro

La búsqueda de dianas con potencial antigénico se ha realizado en modelos experimentales en los estadios larvales de *Dermatobia hominis* y su evaluación mediante la aplicación de una vacuna experimental contra la miasis ha sido ensayada experimentalmente en ganado bovino. El estudio consistió en una muestra de siete terneros sin exposición previa a larvas *D. hominis*.

Como antígeno para llevar a cabo las inmunizaciones se usó un péptido sintético de 13 amino ácidos denominado ArKDh1, perteneciente a la región catalítica de la enzima arginina quinasa (gi|328679756), junto al adyuvante lipídico Montanide ISA50V2. Del análisis estadístico de los resultados obtenidos se deduce que hay diferencias significativas cuando se comparó el número de nódulos y el titulo de anticuerpos de los animales pertenecientes al grupo inmunizado frente a los dos grupos controles no inmunizados con el péptido sintético y el adyuvante.

Los animales inmunizados con la mezcla ArKDh1 y montanide ISA50V2, presentaron elevación de los títulos de anticuerpos desde el día 15 de la inmunización manteniéndose en todos los casos superiores al valor de corte. La protección obtenida del experimento fue del 86%, los resultados mostraron que la vacunación con el péptido ArKDh1 puede constituir un método útil de inmunización, levantado una respuesta inmune protectora mediada por anticuerpos contra la miasis causada por *D. hominis*, sobre todo frente a los antígenos que producen sus proteasas. Estos resultados podrían constituir una nueva estrategia de control de las miasis con la ventaja potencial de reducir el uso de agentes químicos que pueden inducir resistencia a antilarvarios[56].

Actualmente no se dispone de vacunas. El único método probado de erradicación del larva barrenedora se basa en una técnica biológica y la técnica del insecto estéril [56, 57]En la última técnica, se liberan al campo secuencialmente grandes cantidades de moscas macho en su fase de pupa última que han sido esterilizados por radiaciones gamma. Cualquier apareamiento con moscas hembra origina solo huevos que no son fértiles, provocando una reducción progresiva de la población y, eventualmente, su erradicación. En situaciones operativas, la técnica se apoya con un tratamiento con antilarvarios locales de las heridas infestadas en el ganado por los gusanos barrenadores, con el control estricto del movimiento del ganado, con cuarentena de los animales infestados y con una campaña activa de publicidad[59].

Históricamente, solo se ha considerado rentable cuando se utiliza como una estrategia de erradicación en situaciones donde la geografía puede favorecer tal programa. Durante muchos años solo existió una instalación a nivel de Norteamérica, con resultados alentadores para producir gusanos barrenadores estériles; sin embargo a nivel de Sudamérica el gusano barrenedor sigue siendo un problema no solo para seguridad veterinaria sino de salud pública en pacientes con comorbilidades que pertenecen a sectores rurales.

Pronostico (conclusión):

Las miasis oral humana es una entidad poco frecuente, lo que dificulta su diagnóstico en las primeras etapas y tratamiento puede resultar un gran problema en infestaciones masivas y reinfecciones. A esto se le suma la escasa información disponible en la literatura científica. Es difícil precisar la magnitud del daño producido debido a los pocos registros existentes. Generalmente este ectoparasitismo ocurre entre residentes de zonas rurales que habitan en cercanías de explotaciones animales, como se observó en este caso con respecto al antecedente de vivir junto a cultivos de plantaciones y ganados. Los casos se presentan en personas con factores de riesgo, como el caso de la paciente que padece una discapacidad producto de su hipoxia cerebral, sumado al hecho de que su cavidad oral permanece en apertura prolongada, son factores favorecedores para la oviposición de las moscas y el desarrollo de este tipo de infestación.

El diagnóstico es en su totalidad clínico y se basa en los antecedentes del paciente y en el hallazgo de los ejemplares. Para realizar el diagnóstico de especie es necesaria la identificación taxonómica de las larvas, lo que es de suma importancia debido a que algunas especies manifiestan mayor acción destructiva que otras sobre los tejidos.

El tratamiento básico consiste en la extracción de las larvas, mediante técnicas simples o complejas como este caso donde se usó la debridación quirúrgica; puntales importantes de la terapéutica también son la analgesia, limpieza y lavados con suero fisiológico para facilitar la completa erradicación de las larvas, la misma que debe repetirse las veces que sea necesario hasta tener la certeza de haber eliminado la totalidad de los parásitos. En este caso el paciente presentó probablemente una gran infestación miasica, ya que el periodo de desarrollo de las larvas es de aproximadamente 5 días y la paciente expulsó larvas en un período de entre 3 o 4 días.

El trabajo terapéutico resolvió el cuadro con la extracción quirúrgica y tratamiento farmacológico. Finalmente se concluye que el caso aunque es el primero reportado en Ecuador obedece a la tendencia de otros similares en la literatura médica como el tener una comorbilidad de déficit neurológico, el factor de riesgo más importante; se puede inferir que el correcto manejo de las miasis orales debe consistir en un tratamiento farmacológico y de limpieza manual o quirúrgica para garantizar la erradicación completa de larvas y huevos, pues una pupa puede generar hasta 500 huevos y cerca de la mitad

- de ellos podrían evolucionar a estadios III que producirían lesiones importantes.

Se destaca el papel de *C. hominivorax* como productora de miasis humana y la importancia de realizar un diagnóstico rápido y específico dada la agresividad de sus larvas biontófagas, capaces de destruir diferentes tejidos y producir reinfecciones agresivas que pueden facilitar bacteremias secundarias y así comprometer la vida de los pacientes afectados.

Primer análisis de situación mundial de miasis gingivo-maxilar, reporte de caso clínico y actualización en entomología.

Referencias bibliográficas:

1. Vale DS, Cavalieri I, Araujo MM, Santos MB, dos Santos Canellas JV, Espínola LV, et al., Myiasis in palate by Cochliomyia hominivorax., J Craniofac Surg. 2011, 22(6): 57-9.

2. Sharma J, Mamatha G, Acharya R. Primary oral myiasis: A case report; Medical Oral Patology Oral Surgery Bucal, 2008, 13(7): 14–6.

3. Gealh WC, Ferreira GM, Farah GJ, Teodoro U, Camarini ET, Treatment of oral myiasis caused by Cochliomyia hominivorax: two cases treated with ivermectin., Br J Oral Maxillofac Surg. 2009, 47(1):23-6.

4. Litjens P, Lessinger A.C., De Azeredo-Espin A.M.L. Characterization of the screwworm flies Cochliomyia hominivorax and Cochliomyia macellaria by PCR-RFLP of mitochondrial DNA. Medical Veterinary Entomology, 2001, 15(1): 183–188

5. Chan JC, Lee JS, Dai DL, Woo J, Unusual cases of human myiasis due to Old World screwworm fly acquired indoors in Hong, 2005, 99(12): 914-8.

6. Miranda H. Miasis en Trujillo, Perú: observaciones clínicas y entomológicas. Folia Dermatol Peru. 2007, 18(1), 13-17.

7. Hall M.J.R. & Smith K.G.V. Diptera causing myiasis in man. Medical Insects and Arachnids, Lane R.P. & Crosskey R.W., eds. Chapman & Hall, 1993, 429–469.

8. Spradbery J.P. A Manual for the Diagnosis of Screw-worm Fly. Commonwealth Scientific and Industrial Research Organization (CSIRO) Division of Entomology, Canberra, Australia, 1991; 64 pp.

9. Guimaraes J.H. & Papavero N. Myiasis in man and animals in the Neotropical Region: Bibliographic database. Plêiade/FAPESP, São Paulo, Brazil. 1999; 308 pp.

10. Chodosh J, Clarridge J. Ophthalmomyiasis: a review with special reference to Cochliomyia hominivorax. Clin Infect Dis 1992; 142: 444.

11. Yuca, K. Caksen, H. Sakin, Y. F. Yuca, S. A. Kiriş, M. Yilmaz, H. Cankaya, H."Aural myiasis in children and literature review". *The Tohoku Journal of ExperimentalMedicine* 206.2 (2005): 125-130.

12. Rohela, M. Jamaiah, I. Amir, L. Nissapatorn, V. "A case of auricular myiasis inMalaysia". *The Southeast Asian Journal of Tropical Medicine and Public Health* 37.3 (2006): 91-94.

13. Faber, T. E. & Hendrix, W. M. "Oral miasis in a child by the reindeer warble flylarva *Hypoderma tarandi*". *Medical and Veterinary Entomology* 20.3 (2006): 345- 346.

14. Raina, U. K. Gupta, M. Kumar, V. Ghosh, B. Sood, R. Bodh, S. A. "Orbital myiasis in a case of invasive basal cell carcinoma". *Oman Journal of Ophthalmology* 2.1 (2009): 41-42.

15. Türk, M. Afşar, I. Ozbel, Y. Sener, A. G. Uner, A. Türker, M. "A case of nasomyiasis whose agent was *Sarcophaga* sp.". *Acta Parasitológica Turcica* 30.4(2006): 330-332.

16. Lopes-Costa, P. V.; Dos Santos, A. R.; Pereire-Filho, J. D.; Da Silva, B. B. "Myiasis in the uterine cavity of an elderly woman with a complete uterine prolapsed".*Transactions of the Royal Society of Tropical Medicine and Hygiene* 102.10 (2008): 1058-1060.

17. González, M. M. Comte, M. G. Monárdez, P. J. Díaz de Valdés, L. M. Matamala, C. I. "Accidental genital myiasis by *Eristalis tenax*". *Revista Chilena de Infectología* 26.3 (2009): 270-272.

18. Gupta, P. J. "Human myiasis in anal carcinomatous ulcer: a case report". *European Review for Medical and Pharmacological Sciences* 13.6 (2009): 473-474.

19. Angulo Valadez, C. E. Scholl, P. J. Cepeda Palacios, R. Jacquiet, P. Dorchies, P. "Nasal bots... ¡a fascinating world!". *Veterinary Parasitology* 174.1-2 (2010): 19- 25.

20. Martínez-Cruz, S. Moreno-Montañez, T. Becerra-Martell, C. "Estrosis". En Cordero del Campillo M. & Rojo-Vázquez, F. A. (Eds.). *Parasitología Veterinaria* (pp.395-399). Madrid: McGraw-Hill-Interamericana de España, 1999.

21. Alcaide, M.; Reina, D.; Frontera, E.; Navarrete, I. "Epidemiology of *Oestrus ovis* (Linneo, 1761) infestation in goats in Spain". *Veterinary Parasitology* 130.3-4 (2005): 277-284.

22. Beltrán, M.; Torres, G.; Segami, H.; Náquira, C. "Miasis ocular por *Oestrus ovis*".*Revista Peruana de Medicina Experimental y Salud Pública* 23.1 (2006): 70-72.

23. Hakimi, R. & Yazdi, I. "Oral mucosa myiasis caused by *Oestrus ovis*". *Archives of Iranian Medicine* 5.3 (2002): 194-196.

24. Manson, P. "Myiasis". *Manson's Tropical Diseases* (pp. 1526-1534). Londres: W. B. Saunders, 1996.

25. Ames, Maurice T. (1947) The Flies That Cause Myiasis in Man. USDA Miscellaneous Publication No. 631.

26. Curran J. «Screw-Worm Fly». *Government of Western Australia: Department of Agriculture Farmnotes*. Broome, 2002.

27. LItjens P.. Characterization of the screwworm flies *Cochliomyia hominivorax"*. *Med. Vet. Entomol.*, 2011; 15, 183–188.

28. Graham O.H., ED. (1985). Symposium on eradication of the screwworm from the United States and Mexico. *Miscell. Pub. Entomol. Soc. Am.*, 62, 1–68.

29. Centeno N.D. (2002). Experimentos de campo sobre sucesión de fauna cadavérica. En : simposio de Entomología Forense. *Resúmenes del V Congreso Argentino de Entomología*. Buenos Aires, Marzo 2002, pp: 67-69.

30. Food and agriculture organization of the United Nations (FAO) (1993). Manual for the Control of theScrewworm Fly, *Cochliomyia hominivorax* (Coquerel). Volume 2. Guide for the Identification of Flies in thegenus *Cochliomyia* (Diptera: Calliphoridae). FAO, Rome, Italy, 18 pp.

31. Thomas D.B. & Pruett J.H. Kinetic development and decline of antiscrewworm (Diptera: Calliphoridae) antibodies in serum of infested sheep. *J. Med. Entomol.*, 1992; 29, 870–873.

32. Wall, R. & Shearer, D. *Veterinary ectoparasites: biology, pathology and control* (2ª Ed.) (pp. 114-142). Londres: Blackwell Science Ltd., 2001.

33. Maguiña-Vargas C, Osores F, Farías H, Torrejón D, Alcorta T. Enfermedades por ectoparásitos: segunda parte. Dermatology of Peru. 2005, 15(1): 38-50.

34. Adriana C.P. Ferraz; Roberta V. Nunes; Bárbara Q. Gadelha, et al. A rare case of myiases by *Cochliomyia hominivorax (Diptera: Calliphoridae)* and *Dermatobia hominis (Diptera: Oestridae)* in a human patient. Arq Ciênc Saúde 2008; (3):142-4

35. M.P.R. Brant et al. Characterization of the excretory/secretory products of *Dermatobia hominis* larvae, the human bot fly. Veterinary Parasitology 168 (2010) 304–311.

36. Millikan E. Larry. Myiasis. Clinics in Dermatology1999; 17:191–195.

37. Sutherst R.W., Spradbery J.P., Maywald G.F. The potential geographical distribution of the Old World screw-worm fly, *Chrysomya bezziana. Medical & Veterinary Entomology.* 1989; 4: 273-280.

38. Denno R. F., Cothran W.R. Niche relationships of a guild of necrophagous flies. *Annals of Entomological Society of America;* 1975, 68: 741-754.

39. Woodford M.H. The potential impact of New world screwworm *Cochliomyia hominivorax* (Coquerel) on wildlife in Africa, the Mediterranean Basin, the Near East and Asia. FAO, SCNA/INT/MUL *Technical Report*, March 1992, 27 p.

40. James M.T. The flies that cause myiasis in man. United States Department of Agriculture. *Miscelaneus Publication*; 1947, 631: 1-175

41. Knipling E.F. Sterile insect technique as a screwworm control measure the concept and its development. Entomological Society of America. *Miscelaneous Publication.* 1985, 62: 4-7.

42. Bowman D.D. Successful and currently ongoing parasite eradication programs. *Veterinary Parasitology;* 2006, 139: 293-307.

43 Antunes AA, Santos Tde S, Avelar RL, Martins Neto EC, Macedo Neres B, Laureano Filho JR, Oral and maxillofacial myiasis: a case series and literature review. Oral Surg Oral Med Oral Pathol Oral Radiol Endod. 2011, 112(6): 81-5.

44. Avula JK, Avula H, Arora N, Manchukonda UK, Vivekavardhan Reddy N, Orofacial myiasis of the gingiva and nasal cavity: a report of two cases and general review, J Periodontol. 2011, 82(9):1383-8

45. Lopes-Costa, P. V. Dos Santos, A. R Pereire-Filho, J. D. Da Silva, B. B. "Myiasis in the uterine cavity of an elderly woman with a complete uterine prolapsed".*Transactions of the Royal Society of Tropical Medicine and Hygiene* 102.10 (2008):1058-1060.

46. Ciftçioğlu, N. Altintaş, K. Haberal, M. "A case of human orotracheal myiasis caused by *Wohlfahrtia magnifica*". *Parasitology Research* 83.1 (1997): 34-36.

47. Forero Becerra, Elkin Gustavo; Jesús Alfredo Cortés Vecino & Luis Carlos Villamil Jiménez. "Ecología y epidemiología del gusano barrenador del ganado *Cochliomyiahominivorax* (Coquerel, 1858)". Colombia, Universidad de La Salle: *Revista de MedicinaVeterinaria* 14 (julio-diciembre 2007): 37-49.

48. Moya Borja, G. E. "Erradicação ou manejo integrado das miíases neotropicais das Américas". *Pesquisa Veterinária Brasileira* 23.32 (2003): 131-138.

49. Caissie R, Beaulieu F, Giroux M, Berthod F, Landry PE. Cutaneous myiasis: diagnosis, treatment, and prevention. Journal of Oral Maxillofacial Surgery; 2008, 66(3): 560-68.

50. Sowani A, Joglekar D, Kulkarni P. Maggots: A neglected problem in palliative care. Indian Journal Palliative Care. 2004, 10(1): 9–27.

51. Duque FL, Ardila CM, Oral myiasis caused by the screwworm Cochliomyia hominivorax treated with subcutaneous ivermectin and creolin: report of six cases after trauma, Dent Traumatol. 2011, 27(5): 404-7.

52. Shinohara Hitoshi E. Treatment of oral myasis with ivermecrin. Br Journal Oral Maxilllofac Surgery 2003, 41(6): 421-22.

53. Snyder D.e., Lower L.B., Rothwell J.T., Arantes G., perez monti H., Mah C.K. Efficacy of a spinosad aerosol spray formulation against old and new world screworm infestations in cattle. Proceeding of the *20th International Conference for the Advancement of Veterinary Parasitology,* Crhistchurch, 2005, 6: 2, 122.

54. Robbins, K. & Khachemoune, A. "Cutaneous myiasis: a review of the common types of myiasis". *International Journal of Dermatology* 49.10 (2010): 1092-1098.

55. Thakur, K.; Singh, G.; Chauhan, S.; Sood, A. "Vidi, vini, vici: external ophtalmomyiasis infection that occurred, and was diagnosed and treated in a single day, a rare case report". *Oman Journal of Ophthalmology* 2.3 (2010): 130-132.

56. Eskildsen Tuñón G. Ying A. Osasuna A. Formulación de una vacuna experimental contra *Dermatobia hominis* (Diptera: Cuterebridae) en Panamá.. Instituto de Biotecnología de la Universidad de Granada e Instituto Conmemorativo Gorgas de Estudios de la Salud. 2012; 15-16

57. Graham O.H., ED. (1985). Symposium on eradication of the screwworm from the United States and Mexico.*Miscell. Pub. Entomol. Soc. Am.*, 62, 1–68.

58. Lindquist D.A., Abusowa M. & Hall M.J.R. (1992). The New World screwworm fly in Libya: a review of itsintroduction and eradication. *Med. Vet. Entomol.*, 6, 2–8.

59. Baumhover A.H. (2001). A personal account of programs to eradicate the screwworm, *Cochliomyia hominivorax,* in the United States and Mexico with special emphasis on the Florida program. *Florida Entomologist,* 84, 162 (Abstract only, full text online at www.fcla.edu/FlaEnt/fe84p162a.pdf).

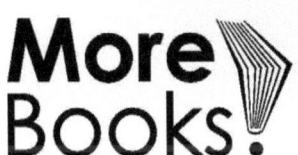
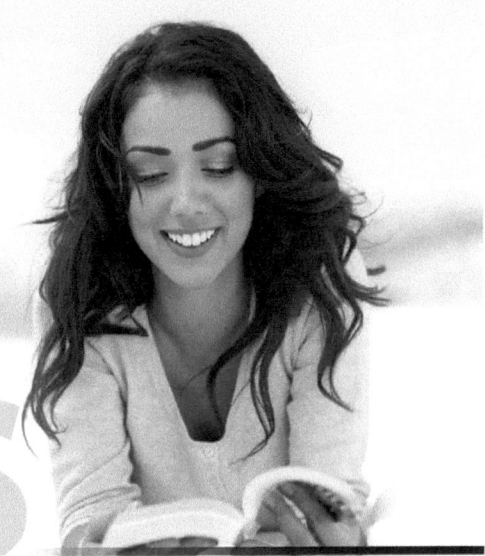 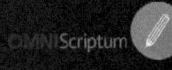

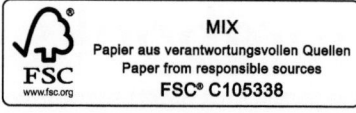